Die Autorin

Ingrid Schlieske schreibt Gesundheitsbücher. Dafür stellt sie Behandlungsweisen vor, die der Natur direkt abgeschaut sind und die sich besonders auch für die Selbsthilfe eignen. Eine gute, natürliche Ernährung gehört dazu.

Frau Schlieske hat über mehrere Jahrzehnte in Hessen ein wunderschönes Seminarhaus, dem auch eine Heilpraktikerschule angeschlossen war, geführt. Schwerpunkt der Schule war die Ausbildung von Meridian-Energie-Therapeuten, die in ihren Praxen das Japanische Heilströmen und Meridianklopfen MET anwenden wollten. Die Autorin versteht sich zudem als Expertin für die Trennkosternährung. In ihrem Haus wurden dafür Ernährungsberater und Ernährungsberaterinnen geschult, die in über 500 Städten und Orten in Deutschland über 20 Jahre lang, Trennkostseminare durchführten, die von insgesamt ca. 160.000 Interessenten besucht wurden. Im Kurhaus-Hotel Bad Salzhausen und auch im Seminarhaus Hoher Vogelsberg wurden zudem Kurgäste betreut, die ihre Ernährung nach dem Trennkostkonzept umstellen und damit oft auch ihr Idealgewicht erreichen und halten wollten.

Im Laufe dieser umfangreichen und vielseitigen Arbeit wurde es Frau Schlieske, so wie auch den Therapeuten, die mit ihr zusammenarbeiteten, zur Gewissheit, dass die meisten der Beschwerden und Krankheiten ihrer Patienten und Klienten hausgemacht sind und oftmals leicht vermeidbar gewesen wären. So war es folgerichtig, dass ihre Forschungen und Erkenntnisse sich hauptsächlich auf Prävention bezogen, also um Vermeidung. Vermeidung nämlich von krankmachenden Substanzen, Gewohnheiten und Gedanken. Mit jedem ihrer Bücher gibt Ingrid Schlieske ihren Lesern Instrumente an die Hand, damit diese sich selber viel besser kennen lernen und die Sorge für sich selbst wieder buchstäblich in die eigenen Hände nehmen können.

Die Autorin verrät in diesem RATGEBER-Buch die einfach anzuwendenden Geheimnisse, die einen wirkungsvollen Jungbrunnen ausmachen. Ihre Empfehlung an die Leser ist es nun, freudig daraus zu trinken.

Ingrid Schlieske

Anti-Aging zum Nulltarif

Für alle Mutigen,
die Lust darauf haben
jung zu bleiben!

Impressum

Bibliografische Information der
Deutschen Nationalbibliothek
Die Deutsche Nationalbibliothek
verzeichnet diese Publikation
in der Deutschen Nationalbibliothek;
detaillierte bibliografische Daten
sind im Internet über www.dnb.de abrufbar

Herstellung und Verlag:
BoD - Books on Demand, Norderstedt
ISBN 978-3-7460-1492-0

Inhaltsverzeichnis

Willkommen in Ihrer schönen Zukunft!

Ich gratuliere Ihnen dazu, dass Sie einige der besten Anti-Aging-Mittel nutzen wollen, die kluge Forscher auf der ganzen Welt für uns ermittelt haben. Ganz besonders sympathisch daran ist, dass sie jedermann zur Verfügung stehen und dass sie gar nichts kosten. Und ich bin superstolz darauf, dass ich es bin, die sie Ihnen vorstellen darf.

Einen grandiosen Erfolg wünsche ich Ihnen mit - Anti-Aging zum Nulltarif!

Liebe, jugendfrische Leserinnen und Leser,

klar doch, alt werden lässt sich nicht vermeiden. Aber das muss ja noch nicht so bald sein, nicht wahr? Und da kann man ordentlich an der Schraube drehen. Genau das werden wir jetzt gemeinsam tun. Wie und was es bringt, wollen wir hier liebevoll erörtern.

Ein Kurgast, der mal an meinen Trennkostwochen teilnahm, verkündete eines Tages in die Runde: „die neue Ernährung sorgt ja dafür, dass wir fit in die Kiste hüpfen und Dank Frau Schlieske dann auch noch rückstandsfrei verbrennen …!"

Nee, Scherz beiseite, wenn es doch um etwas so Ernstes geht, wie das Jungbleiben. Und das kann man nicht ernst genug nehmen, denn da geht so allerhand. Ich weiß genau, wovon ich spreche. Nehmen Sie mich einfach beim Wort.
Lange habe ich überlegt, was mich eigentlich dafür privilegiert, ausgerechnet ein Jungbrunnen-Buch für Sie zu schreiben. Denn schließlich bin ich weder ein Gerontologe (Altersforscher), noch sonst ein medizinischer Spezialist dafür.
Allerdings habe ich über 20 Bücher über alternatives Heilen und gesunde Ernährung geschrieben. Und 11 Jahre lang gab ich das schöne Gesundheitsmagazin BIOLINE heraus. Ach ja – und dann bin ich selbst, mit meinen süßen (fast) 80 Jahren genau in dem Alter, in dem man eigentlich wissen muss, wie es geht.
Ich habe also allerhand Erfahrungen gemacht, mit mir selbst, meinen Klienten und Lesern. Davon habe ich zusammengetragen, was mir wichtig schien. Und da kommt einiges zusammen. Und genau das will ich liebend gerne mit Ihnen teilen.
Als Fazit meiner Überlegungen kam ich jedenfalls zu dem (überraschenden?) Schluss, dass letztendlich alles ganz einfach ist, wenn man dahintergekommen ist (oder zu ahnen beginnt), wie das System funktioniert.
Und lassen Sie sich bitte nicht <u>von meinem Alter beirren</u>. Das ist nur äußerlich. Aber ich bin dennoch kein Musterbeispiel für eine Person, der es perfekt gelungen ist, das Alter zu überlisten. Das schaffe ich, wenn ich ehrlich sein will, leider immer nur streckenweise. Aber ich glaube schon, dass es nicht der pure Zufall ist, dass es mir so gut geht, dass

meine Hausärztin, die mich zu einem Blutbild überredete, mir kürzlich ob der erfreulichen Ergebnisse mitteilte, ich könne nun beschwingt nach Hause gehen.

Meine Freundin, die 6 Jahre jünger ist als ich, sagte kürzlich zu mir: „wenn man morgens aufsteht und hat keine Schmerzen, dann ist man tot!"

Da ich weiß, dass ich meiner Freundin, die ich seit fast einem halben Jahrhundert kenne, und die ich sehr gerne habe, mit meinem „Naturkram" nicht kommen kann, erwiderte ich nichts, wollte sie auch nicht beschämen, in dem ich verkündete, mir täte eigentlich kaum was weh.

Aber klar doch, auch ich habe meine gesundheitlichen Baustellen. Und ich weiß dann genau, dass ich damit meistens Spätfolgen früherer „Sünden" abzubüßen habe. Oder aber die Seele spielt gelegentlich mal verrückt und beschert einen netten gesundheitlichen Einbruch, weil man nicht achtsam genug mit sich war.

Ansonsten aber springe ich umher wie ein junges Reh, bin so tatenfroh wie eh und je und habe unbändige Lust auf Leben und Leistung, wenn auch alles nicht ganz so schnell von der Hand geht, wie ehedem.

Ich weiß schon, reiner Zufall ist das nicht, dass ich mich so gut fühle. Ich lebe mein Erfahrungs-Konzept täglich. Nicht immer konsequent genug, aber eben doch fast immer. Dabei mache ich allerdings nur das Nötigste, glauben Sie mir.

Kleine Side Steps gönne ich mir schon mal. Als Vorbild eigne ich mich also nicht wirklich. Ich bin eher etwas träge und – ich habe einen mächtigen Feind, der mir immer was einflüstert, was nachteilig ist für mich. Öfter mal höre ich auf ihn. Leider!

Ich spreche von meinem INNEREN SCHWEINEHUND, mit dem ich eigentlich täglich einen Fight habe, weil er nur zu gerne meine guten Vorsätze zunichtemachen will.

Ich kann mich immer nur wundern, mit welchen Argumenten er seinem Assistenten, dem kleinen Einflüsterer, den er direkt in meinem Ohr installiert hat, ausstattet.

Und dieser widerwärtige Kerl ist nicht nur mächtig wortgewandt, sondern durchaus auch immer wieder überzeugend. Ich bekenne es, dass ich gelegentlich schon mal unterliege. Aber er, mein Innerer Schweinehund, braucht ja auch mal Erfolgserlebnisse, oder?

Sie sehen also, das mit der Vorbildfunktion will es so recht nicht klappen. Ich bin also eher ein Normalo, wie die meisten meiner Mitbürger. Und ich kann Ihnen mit meinem Buch noch nicht einmal großartig Neues erzählen. Die meisten meiner „Botschaften" kennen Sie bereits. Dennoch verspreche ich Ihnen eine Reihe von AHA-Erlebnissen, weil Sie sicherlich manches künftig in einem anderen Licht sehen, andere Wertigkeiten erkennen und sich (vielleicht) davon überzeugen lassen, Ihrem eigenen Inneren Schweinhund künftig öfter mal die Stirn zu bieten.

Meine Aufgabe bei Ihnen ist also eher die Überzeugungsarbeit, die Motivation. Wenn ich daran „schuld" bin, dass Sie gleich nach der Lektüre meines Buches ein engagiertes Jung-Konzept für sich selbst aufstellen, habe ich einen guten Job gemacht.

Ich habe unzählige Erfahrungen machen dürfen, die ich bei mir selbst ausprobiert habe, und deren Erfolge ich auch bei anderen Anwendern beobachten durfte. Und darüber schreibe ich. Denn eines will ich ausdrücklich betonen:
Ich schreibe immer nur über Heilweisen, Ernährungsweisen, Lebensweisen, die ich selber gut kenne und anwende, Dafür mache ich mich sorgsam darüber kundig, wie und wieso es zu den erlebten guten Wirkungen kommen kann.
Und diese Erläuterungen versuche ich dann, so einfach, wie möglich, wiederzugeben. Ich selbst bin ein einfacher Mensch und ich selber muss etwas erst gänzlich verstanden haben, bevor ich es weitergebe.
Ich gebe gerne zu, dass das manchmal bei mir etwas dauert und ich muss mehrfach hinlesen, bevor ich Zusammenhänge richtig begreife oder für andere Interessenten, eben verständlich, zusammenfassen kann. Und genau das bin ich, nach meiner Auffassung, auch meinen Lesern schuldig.

Ich finde es unbedingt wichtig und überzeugend, wenn man (annähernd) erklären kann, welche Stoffe Körper, Geist und Seele brauchen, um optimal funktionieren zu können und wie sie auch „miteinander können". Wenn man dann beginnt zu begreifen, wie Natur geht, wird man ganz winzig klein, angesichts der Komplexität der Zusammenhänge und wie genial das ganze System aufgebaut ist in seiner gegenseitigen Funktionalität.

Hier überzeugen also Fakten (nicht Meinungen), die man heutzutage auch im Internet aufrufen oder in speziellen Büchern nachlesen kann, wenn man sich noch intensiver dafür interessieren will.

Anders ist es mit den alternativen Heilsweisen. Meine Einstellung dazu ist, dass derjenige Recht hat, der heilt, auch dann wenn die Schulmedizin vergeblich nach der Beweisbarkeit ruft. Von dem wunderbaren Wirken der energetischen Medizin konnte ich mich selbst zigtausende Male <u>überzeugen</u>. Hier zählen für mich meine Erfahrungen und die von unzähligen verantwortungsvollen Therapeuten genauso wie die von engagierten Selbstanwendern.

Wer seinen Gesundheitsweg von energetischen Behandlungsweisen begleitet oder begleiten lässt, wird schnell feststellen, dass es sich lohnt, in ganz vielen Fällen sein eigener Arzt zu sein.

Schüssler Salze, Akupressur, Japanisches Heilströmen, Meridianklopfen, BSFF, EMDR, Substanzen in Heil-Tees und die Energie der Edelsteine gehören zu den Anwendungen, die alltagstauglich sind. Homöopathie und Akupunktur gehören eher in die Hände von erfahrenen Therapeuten, wie auch die CranioSacraltherapie und die Fußreflexzonenmassage. Alle diese Methoden sind oftmals erstaunlich erfolgreich, stehen den pharmazeutischen Mitteln in ganz vielen Fällen keineswegs nach. Die gefürchteten Nebenwirkungen der chemischen Keulen hingegen, die nicht selten die Gründe sind von chronischen Erkrankungen, bleiben dafür in der Regel aus. Nix gegen die Schulmedizin. Auch sie soll und muss bei wirklichem Bedarf frequentiert werden, besonders in akutem Fall. Hier werden, zugegebenermaßen, oftmals Wunder vollbracht.

Dennoch sind wir gehalten, im Vorfeld die Ordnung in unseren Systemen zu hegen und zu pflegen, damit es zu den großen Störfällen möglichst gar nicht oder nur selten, kommt.

<u>Legen wir also los mit dem Jung-werden und mit dem Jung-bleiben. Allerhand Tipps dafür aus der Trick-Kiste der Natur möchte ich Ihnen voller Überzeugung verraten!</u>

Gesund alt werden? Aber klar doch!

Wohl kaum ein anderes Thema dürfte heute so aktuell und so wichtig sein wie die Gesunderhaltung bis ins hohe Alter.

Fit ins Alter

Die meisten Menschen wollen alt werden, aber niemand möchte alt sein. Die Frage nach dem Alter ist jedoch nicht nur eine Frage nach der Anzahl der Jahre, sondern es spielen noch viele andere Ursachen und Wirkungen eine entscheidende Rolle, wie z. B. die geistige Verfassung.

Es ist heute erwiesen, dass der Mensch aufgrund seines genetischen Codes ohne körperlichen und geistigen Verfall mindestens 120 Jahre alt werden könnte.
Der Prozess des Alterns ist nicht an Krankheiten gebunden, doch das Altern macht den Körper für Krankheiten besonders anfällig.

Die steigende Zahl der Hundertjährigen kann uns vielleicht einen Hinweis darauf geben, über welche Möglichkeiten wir verfügen könnten. Doch sinnvoller, als um jeden Preis uralt zu werden ist es, möglichst lange jung zu b l e i b e n . Dazu kann man selbst beitragen, indem man alles (das Meiste jedenfalls) vermeidet, was vorzeitig altern lässt und die Gaben der Natur nutzt, die es zuhauf gibt.

Die Denkrichtung gibt den Ausschlag

Die Phytotherapeutin Margit Burkhart schrieb ein Buch: „Gewöhnen Sie sich das Altern ab". Ihre Meinung ist: „Der Körper kann selbst das beste Jugendelixier herstellen, wenn wir ihn darauf „programmieren". Sind wir fest davon überzeugt, dass wir jung bleiben, dann bleiben wir jung. Nicht die Falten machen uns alt, sondern das Denken."

Einer solchen Einstellung kann man sich voller Überzeugung anschließen und überdies alle, möglichst natürlichen Angebote nutzen, die dabei helfen jung zu bleiben oder viel jünger zu werden.

Wenn sich beim Menschen im Alter auch die äußere Schale, die Haut, die Muskulatur und das Knochengerüst etwas zurückbilden und in sich selbst zurückziehen, so kann doch das Nervensystem und das Gehirn, als Hauptorgan der seelischen Kräfte, zur gleichen Zeit insbesondere nach innen aktiviert und konzentriert werden.

„Wer rastet, der rostet" – diese alte Weisheit gilt auch im Lichte der modernen Altersforschung. Durch Training von Körper und Geist kann eine hohe Leistungsfähigkeit bis ins Alter erhalten bleiben.

Geistige Degeneration ist kein zwangsläufiger Prozess. Durch gezieltes Training lassen sich gerade im höheren Alter beeindruckende Leistungen des Gehirns erzielen.

Der Körper des Menschen ist so sinnvoll gebaut und eingerichtet, dass er, wenn er gut gepflegt und richtig benutzt wird, einwandfrei funktioniert, ohne größere Störungen und Beschwerden.

Wenn wir der Frage nachgehen, was das Leben überhaupt ist, so kann die physiologische Antwort (das Geistige einmal ausgenommen) nur lauten: Das Leben ist Verbrennung, die Wärme und Energie erzeugt.
Mit Hilfe dieser Energie baut die Natur Zellen, Gewebe und komplizierte Organismen in wechselnder und unvorstellbarer Vielfalt auf und unterhält sie auch insbesondere durch elektrische Aufladungen der Zellapparatur. Nebenprodukte jeder Verbrennung sind Asche und Rauch, die sich als gefährliche Gifte für das Leben darstellen können. Diese entstehen auch im Organismus und zwar in Form von Gewebeabfall und giftigen Gasen, sowie anderen unerwünschten Stoffwechselprodukten.
Sich von diesen zu befreien ist eine entscheidende Frage des Lebens selbst. Bis heute gelten folgende Fakten:
- ✓ ***Der Mensch ist vor allem so alt wie sein Denken***
- ✓ ***Der Mensch ist so alt wie sein Skelettsystem***
- ✓ ***Der Mensch ist so alt wie seine Blutgefäße***
- ✓ ***Der Mensch ist so alt wie sein Bindegewebe***

Wer lange gesund leben will, muss die von außen wirkenden Umweltgifte möglichst meiden. Das sind beispielsweise Zigarettenrauch, zu starke Sonnenbestrahlung, Medizinalgifte und Drogen. Nachweislich lässt das alles den Körper schneller altern.

Auch das Körpergewicht soll sich auf die Lebenserwartung und das Lebensgefühl auswirken.

Der Würzburger Altersforscher Hans Franke hat durch Untersuchungen an über 500 „Uralten" festgestellt, dass sie alle relativ schlank waren und die meisten gar leichtes Untergewicht hatten.

Der amerikanische Gerontologe *Roy Walford* hat einigen Mäusen strenge Diät verordnet. Diese lebten dann doppelt so lange wie wohlgenährte Artgenossen.

Nach dem amerikanischen Altersforscher Edward Schneider von der Universität in Südkalifornien geht es hauptsächlich darum, „nicht Jahre zum Leben hinzuzufügen, sondern Leben zu den Jahren".

Die vorliegende Schrift ist dem sehr interessanten Buch „Sich jung erhalten und gesund alt werden" nachempfunden. Der Autor G. A. Ulmer gibt darin dem Leser leicht verständlich Anweisungen, wie er sich bis ins hohe Alter körperlich und geistig fit halten kann und den so gefürchteten Zivilisationskrankheiten wie Krebs, Alzheimer, Rheuma, Arthrose und Knochenschwund vorbeugt.

Dabei wird im Wesentlichen auf die Selbstheilkräfte des Körpers gesetzt und die Möglichkeit, diese mit natürlichen Mitteln zu stärken.

Buchtip: „Sich jung erhalten und gesund alt werden", Günter Albert Ulmer Verlag, 78609 Tuningen, ISBN 3-9323446-40-8

Den Molligen zum Trost: keine These, ohne Gegenthese!

Es existieren inzwischen weltweit Studien, die belegen, dass Menschen, die leicht übergewichtig sind, oftmals zu den durchschnittlich gesünderen Menschen zählen und bei gesunder Lebensführung eine durchaus eine hohe Lebenserwartung haben können. Auch ich gehöre schließlich zu diesen Spezies und ich will 100 werden. MINDESTENS!

Kann man Jugend kaufen? Ja und Nein!

Nicht wirklich, das steht fest. Aber es gibt durchaus Möglichkeiten, sie neu zu erobern oder für lange Zeit zu bewahren.

Wenn es tatsächlich eine Preisfrage wäre, ob ein Mensch lange jugendlich bleibt oder nicht, würde es nicht so viele alternde reiche Personen geben.

Denn die Wohlhabenden sind es ja, die sich die allerteuersten Cremes und Mittelchen leisten können, die heutzutage ewige Jugend versprechen. Aber auch diese privilegierten Menschen altern ja, zum Teil sogar rapide, weil ihnen oft ein Übermaß an Genussmitteln zur Verfügung stehen. Wie man sehen kann, scheint also der ganze Aufwand nicht allzu viel zu bringen, denn Reichtum und Prominenz und die Möglichkeit, sich Caviar-Cremes und Hormonsalben ins Gesicht schmieren, zeitigt ja ganz augenscheinlich keine besseren Ergebnisse als Otto Normalverbraucher sie auch zur Verfügung hat, oder?

Wir wollen hier nicht diversen Errungenschaften der modernen Anti-Aging-Medizin die Wirkungen gänzlich absprechen. Die dazu passenden Kliniken und Praxen schießen geradezu aus dem Boden, werden heftig frequentiert. Und es gibt ja durchaus auch zufriedene Patienten ...

In besagten Kliniken oder Praxen werden Blut-Werte und genetische Mitbringsel ermittelt, es wird gemessen und geprüft und der Proband, die Probandin, erfährt nach einer umfangreichen und eindrucksvollen Prozedur den *status quo*. also sein oder ihr biologisches Alter, damit dem Zustand von Zellen, Gefäßen und Knochen.

Manchmal liegt das sogenannte biologische Alter erschreckend weit über dem wahren Alter, manchmal darf man sich auch deutlich jugendlicher fühlen. Immer aber geht es darum, aufgrund dieser Ermittlungen, ein Anti-Aging-Programm zusammenzustellen, das dabei helfen soll, die Alterungsprozesse aufzuhalten, möglichst sogar umzukehren und Verjüngung einzuleiten. *Und das kostet!*

Da ist schon mal von 1000,- ja, sogar bis zu 2000,- Euro pro Monat die Rede, will man konsequent daran arbeiten, sich ein Stück Jugend auf medizinischem Wege zurück zu holen. Dafür wirft man dann reichlich Nahrungsergänzungsstoffe ein, die in Bezug auf Nebenwirkungen angeblich völlig unbedenklich sind (und da habe nicht nur ich so meine Zweifel).

Gar nicht so harmlos sieht es nämlich auch mit den Hormoncocktails aus, die ebenfalls fast immer Bestandteil eines solchen Programmes sind.

Insbesondere das Wachstumshormon HDNA gilt als „Wundermittel", das Verjüngung geradezu garantieren soll.

Was ist nun von den vollmundigen Versprechungen zu halten? Gibt es sie wirklich, die medikamentösen Programme, die dem Altern den Garaus machen können? Und sind diese dann wirklich käuflich zu erwerben?

Es gibt auf jeden Fall warnende Stimmen, die von Spätfolgen sprechen. Dies besonders eben im Zusammenhang mit Hormongaben, die unter Umständen sogar der Entwicklung von Krebs Vorschub leisten sollen.

In diesem Zusammenhang sei besonders auch auf Östrogen hingewiesen, das jahrzehntelang fast grundsätzlich Frauen während und nach den Wechseljahren verabreicht wurde. Immer mehr Studien scheinen nun zu belegen, dass damit die Gefahr, an Herzinfarkten und Schlaganfällen, sowie an bestimmten Krebsarten zu erkranken, deutlich steigen kann.

Fairerweise muss man auch zugeben, dass auch einige Anti-Aging-Patienten von grandiosen positiven Veränderungen in ihrem Leben berichten. Sie sind angeblich wieder so leistungsfähig wie in früheren Jahren, verfügen wieder über mehr Körperkraft, leiden nicht mehr an depressiven Stimmungen und erleben wieder ein erfülltes Liebesleben.

Also doch Anti-Aging aus dem Labor?
Jawohl, auch wir sind für Verjüngung. Aber wir lassen die Finger tunlichst von Hormonen & Co. In der von mir dereinst besuchten Heilpraktikerschule in Frankfurt, unterrichtete der Arzt Professor *Dr. Ohlenschläger*, ein bekannter Onkologe. Ich vergesse nie, wie er erläuterte, dass Hormone durchaus wundersame Wirkungen zeitigen könnten. Aber die Wissenschaft verfüge diesbezüglich über sehr gegensätzliche Studienergebnisse

Dazu meinte er, die Lehre von den Hormonen sei zwar ein interessantes Feld, das viele Verheißungen im Gepäck hätte, aber es wäre auch ein brandgefährliches Thema, mit dem viel Unheil angerichtet werden könnte, denn jeder Körper reagiere anders auf die verschiedenen Hormone.

Denn Hormone sind es ja, die ja alle die körperlichen und seelischen Systeme steuern.

Unter Hormoneinwirkung könne es zu unabsehbaren und möglicherweise unumkehrbaren Störungen im Gesamtsystem kommen.

Und - auf dieser Klaviatur, so sagte er wörtlich, müsse man spielen können, um sie verantwortungsvoll anwenden zu können, das aber müsse deshalb einigen wenigen Experten vorbehalten blieben.

Aber auch diese sähen sich oft genug mit unbekannten Größen konfrontiert, weil mit der Anwendung von Hormonen eben auch viele Unwägbarkeiten verbunden sind.

Also besser Finger weg von Experimenten, deren Ausgang im Ungewissen liegt und deren Wirkung oftmals eher dem Wunschdenken zuzuordnen ist.

Wir werden in diesem Buch den Beweis dafür antreten, dass die fabelhaften Erfolge für die eigene Befindlichkeit auch auf natürliche Weise zu erreichen sind. Mit Mitteln nämlich, die uns Tag für Tag zur Verfügung stehen. Und *die gar nichts kosten*.

Das Beste daran aber ist, dass man nicht mit unabsehbaren Nebenwirkungen rechnen muss. Tatsächlich handelt es sich hierbei um ein intelligentes Programm, das den Körper von Grund auf regeneriert. Es gehört dazu einzig der Entschluss, aus dem Leben zu entfernen, was den Organismus und das Gemüt schädigt und Alterungsprozesse beschleunigt. Dafür werden Systeme installiert, die optimale Versorgung garantieren.

Der Lohn für ein wenig Umdenken und der geringen Mühe bei der Umsetzung, ist eine Riesen-Vitalität, strahlende Gesundheit, dauerhaft viel bessere Laune und ein frisches Aussehen mit jugendlicher Ausstrahlung.

Methionin – das ist sowas, wie der legendäre Jungbrunnen – bedroht von **Homocystein**

Im Stoffwechsel hat die Aminosäure <u>METHIONIN</u> eine wichtige Sonderstellung: Sie gilt als so etwas sie der legendäre Jungbrunnen.

Ja, es gibt sie also, die jungmachende und jungerhaltende Substanz, die Ausgangsstoff für die Bildung neuer, vitalisierender Proteine ist.
Der Name dieses Zaubermittels ist *Methionin*. Ohne dieses Methionin gäbe es auch nicht die Hormone *Serotonin*, um sich wohl zu fühlen oder *Dopamin* für die heitere Gelassenheit und viele andere, ebenfalls wichtige Hormone.

Ohne *Methionin* gäbe es nicht andere bioaktive Stoffe, die wach und kreativ machen, die uns stressresistent sein lassen oder Fett verbrennen, Stoffe, die die Haut weich und glatt erhalten und dafür sorgen, dass uns der Spiegel ein jugendliches Erscheinungsbild zeigt.

Methionin ist ein Zwischenprodukt, mit dessen Hilfe wichtige Proteine entstehen, wie beispielsweise <u>Zystein</u> und <u>Taurin</u>.

<u>Zystein</u>
Das ist die Aminosäure für die Schönheit, die Haut und Haare strahlen lässt, uns nicht nur optisch verjüngt und ermöglicht, dass wir auch mit 80 (und älter) noch ein gutes Gedächtnis haben und geistig topfit sind.

<u>Taurin</u>
Diese Aminosäure hilft dabei, die Fettpölsterchen einzuschmelzen, kann den Herzmuskel kräftigen und den Blutdruck senken.

Weil Methionin so wichtig ist und wir es regelmäßig brauchen, verfügen wir in unserem Organismus über so etwas wie ein Recycling-System. Das heißt: verbrauchte Anteile könnten durch bestimmte Vitamine wieder ersetzt und so die Ausgangssubstanz zurückgewonnen werden.

Aber genau das funktioniert bei manchen Menschen nicht in der benötigten Größenordnung. Und so kann es passieren, dass statt der jungmachenden Aminosäuren Methionin und Zystein jetzt das giftige und altmachende Homozystein entsteht.

Homozystein boykottiert die JUNG-SUBSTANZ Methionin!

Homozystein ist ein körpereigener Stoff, der bei Abbau von Eiweiß entsteht. Eine nützliche Wirkung dieses Stoffwechselproduktes ist bisher noch nicht entdeckt worden. Vielmehr ist er ein schädlicher Risikofaktor, der Herzkreislauferkrankungen, wie auch Schlaganfälle Demenz, Alzheimer und Gefäßschäden in erheblichem Maße mitverursachen kann.

Wenn es gelänge, zu hohe Homozysteinwerte unter die Gefährdungswerte
(10 Mikromol/L) zu bringen, könnten 25% aller Schlaganfälle und Thrombosen
verhindert werden.

Vielfach wird die Bedeutung des Homocystein für Herz und Gefäße gegenüber anderen, wie Cholesterin, weit unterschätzt. Aber auch hier tragen neuere Studien dazu bei, die Tragweite des gefäßaggressiven Stoffwechselproduktes Homozystein zu verdeutlichen.

Homozystein, das hochgiftige Zwischenprodukt entsteht, wenn entscheidende *BIO-Stoffe* für die Weiterverarbeitung des *essentiellen Methionin* fehlen. Diese können vom Körper nicht selbst hergestellt werden, sondern müssen mit der Nahrung aufgenommen werden.

Diese wichtigen BIO-Stoffe sind beispielsweise enthalten in:
- ✓ Avocado
- ✓ Sojaprodukten
- ✓ Geflügel
- ✓ Rindfleisch
- ✓ Weißkäse
- ✓ Emmentaler
- ✓ Lachs, Garnelen

Fast zufällig entdeckten Wissenschaftler, wie man den hohen Homozysteinspiegel drastisch senken und so das Erkrankungsrisiko deutlich mindern kann.

Die *Vitamine B6, B12* und *Folsäure* sind in der Lage, das Zellgift abzubauen und in einem komplizierten Prozess wieder in das nützliche Methionin zurückzuverwandeln, vorausgesetzt, wir haben genügend davon.

> *Diese Fähigkeit unseres Organismus, immer wieder schädliches Homozystein abzubauen und jungmachendes Methionin zurückzugewinnen, ist möglicherweise das Geheimnis des Jungbleibens und das Erhalten einer strahlenden Gesundheit.*

Die drei Vitamine, die dieses Wunder bewirken, gehören zur Familie der B-Vitamine, die sowieso schon unverzichtbar sind für starke Nerven, viel Energie und kreatives Denken. Wie in jeder guten Familie brauchen sie sich gegenseitig und wirken im Team.

Vitamin B12 (Kobalamin)

Dieses Vitamin stimuliert die Enzyme, die für den Abbau des giftigen Homozysteins und die Rückgewinnung des wertvollen Methionins gebraucht werden. Vitamin B12 gibt damit das entscheidende Kommando für weitere Mitwirkende und sorgt für die Vervollkommnung der Methioninstruktur.

Wie die anderen Vitamine auch, hat B12 im Stoffwechsel unzählige weitere Aufgaben, für die sich eine gute Versorgung auch schon lohnen würde.

Es ist, gemeinsam mit der Folsäure, maßgeblich daran beteiligt, dass das Immunsystem stark bleibt, dass die roten Blutkörperchen planmäßig erneuert werden und wir uns energievoll fühlen können.

Außerdem hilft es, die Isolierschicht um unsere Nerven zu erhalten, damit sie nicht „blank liegen".

Vitamine B12 findet sich besonders in Meeresfrüchten, Thunfisch, Lachs, Makrelen, Eigelb, Fleisch, Quark, Kefir, Frischkäse, Camembert, frischem Sauerkraut und sämtlichen Sojaprodukten, Legomenosen (Mungbohnen, Kichererbsen, Azukibohnen).

Folsäure

Folsäure gibt eine Molekülgruppe ab, damit B12 das fehlende Teil im Methionin-Puzzle wieder ergänzen und wirksam machen kann. Folsäure ist damit schon fast alleine in der Lage, Homozystein außer Kraft zu setzen. Deshalb ist sie auch besonders wichtig für Frauen, die die „Pille" nehmen, weil dabei Folsäure verbraucht und Homozysteinwerte möglicherweise erhöht werden. Außerdem wirkt Folsäure wie B12 an der Blutbildung und an der Zellteilung mit. Besonders interessant ist ihre Rolle als Ausgangsstoff für gute Laune. Sie ist damit unverzichtbar für alle, die ihre Stimmung aufhellen wollen.

Folsäure findet sich vor allem in allen dunkelgrünen Gemüsen wie Spinat, Endivien, Brokkoli, Grünkohl, aber auch in Soja- und Mungbohnen, Kichererbsen, Linsen, Spargel, Chicoré.

Vitamin B6 (Pyridoxin)

B6 ist die entscheidende Instanz, um aus Methionin das begehrte Zystein für die Schönheit zu gewinnen und zu verhindern, dass gefährliches Homozystein entstehen kann. Es wirkt wie eine ordnende Hand für die Vielzahl von Enzymen, die bei diesem Umbauprozess benötigt werden. Auch sonst wird von diesem Vitamin besonders viel gebraucht. B6 ist an der Produktion der Glückshormone beteiligt, es lässt uns seelischen Stress besser verkraften und lindert Beschwerden wie die typische Gereiztheit oder lästige Ödeme bei PMS.

B6 ist besonders enthalten in Lachs, Makrele, Thunfisch, Geflügel, Soja, Spinat, Avocado, Zucchini, Linsen, Vollkornprodukten, Bananen, Walnüssen u. a.

Wenn B6, B12 und Folsäure fehlen, ist Homozystein-Alarm und allerhöchste Zeit, den Homozysteinstatus prüfen zu lassen. Ratsam wäre es jedoch, wenn alle „Menschen über 50" diesen Wert kennen und im Auge behalten würden.

Durch ein Übermaß an Kaffee und Alkohol können B-Vitamine zusätzlich gebunden oder ausgeschwemmt werden und stehen dann für den Schutz der Gesundheit, die Stärkung des Nervenkostüms und das Hinauszögern von Alterungserscheinungen nicht mehr zur Verfügung.

Leben Vegetarier länger? Jawohl, Forscher haben da keinen Zweifel!

Ja, daran gibt es in der Tat keinen Zweifel - und das Interesse an vegetarischer und sogar veganer Ernährung ist riesengroß und nimmt ständig zu.

Leben Vegetarier aber wirklich gesünder? Auf jeden Fall aber länger und länger gesund - das belegen eine Reihe von anerkannten Studien.
Dafür seien hier nur drei eindrucksvolle Beispiele (sowie 2 Erfahrungsstudien) genannt:

1. Eine Langzeitstudie des Deutschen Krebsforschungszentrums Heidelberg

Darin wird dargestellt, dass Vegetarier deutlich länger leben als der Durchschnitt der Bevölkerung. Wenn aus einer Vergleichsgruppe von Menschen, die Fleisch essen, 100 sterben, so sind es bei der gleichen Anzahl von Vegetariern nur 59.
Am günstigsten schnitten dabei die Bürger ab, die weder Fleisch, noch Eier oder Milch zu sich nahmen, also die VEGANER.
Letztere allerdings müssen sorgsam darauf achten, dass sie alle erforderlichen Nährstoffe zu sich nehmen, ggf. auch über Nahrungsergänzungsmittel.

2. Eine Londoner Studie

Diese ergab mit einer Studie an 10.000 (!) Vegetariern, dass diese im Vergleich zu Fleischessern zu 50 % weniger von Herzkreislauferkrankungen, also auch deutlich weniger von Herzinfarkten und Schlaganfällen betroffen waren. Ihre Cholesterinwerte lagen ebenfalls um 50 % günstiger, wie auch ihre Blutfettwerte. Die Zuckerwerte zeigten ebenfalls ein um 50 % besseres Ergebnis.
Das Krebsrisiko bei Männern war um 50 %, das von Frauen um 25 % verringert.

3. Eine Studie der Reformhausakademie

Diese Studie wurde in Oberursel (bei Frankfurt/M) mit 900 Teilnehmern durchgeführt und kam zu ähnlichen Folgerungen wie die Londoner Studie. Solche Ergebnisse sind eindeutig, jedoch keineswegs neu.

Das eindrucksvollste Beispiel für das Wirken einer nahezu ausschließlich vegetarischen Ernährung aber bot unsere eigene Nation gleich nach dem Krieg, in den Jahren nach 1945.

Erfahrungsstudie I: Das ganze Volk war nach dem Krieg praktisch gesund

Es gab kaum Bandscheibenbeschwerden oder Herzinfarkte, weder Magengeschwüre noch Verstopfungen oder Allergien. Diabetes und hohe Cholesterinwerte waren zu jener Zeit nahezu Fremdwörter. Die Bevölkerung war fast ausnahmslos schlank und stark.

Von chronischer Müdigkeit und Gemütsverstimmungen keine Spur. Wenn jemand krank war, dann lag das an Mangel und an Hunger. Notgedrungen ernährten sich die Menschen von Gemüse aus „Wildkraut", wie man heute liebevoll Brennessel, Melde und Co. bezeichnet. Es gab damals so gut wie kein Fleisch, Fett in homöopathischen Mengen, wenig Brot, keine Nudeln, Reis oder gar Zucker. Gelegentlich kamen ein paar Kartoffeln auf den Tisch, mit einer einzigen Zwiebel als High-Light vielleicht. Ganz selten bekam man ein Ei zu Gesicht oder auf den Teller. Aus Getreideähren, die von abgeernteten Feldern geklaubt waren, drosch man die allerletzten Körnchen, die in Kaffeemühlen zu Schrot gemahlen wurden, um eine dünne Suppe zu bereiten.

Etwas zynisch betrachtet war diese magere Zeit für die Gesundheit der Menschen ein absoluter Segen.

Aber auf jeden Fall im Rückblick eine fabelhafte Anschauung. Wenn man denn bereit ist, ehrlich zu sich selbst zu sein und – tatsächlich zurückzuschauen ...!

Die Schlussfolgerung also kann nur sein, dass es die Überernährung ist, die Menschen heutzutage krank werden, sie unnötig früh altern lässt und ihnen Kraft und Lebensfreude raubt.

Soll das nun heißen, dass den Fleischtöpfen gänzlich zu entsagen ist? Ach woher denn! Der eindringliche Rat soll vielmehr lauten, dem Fleisch, den Eiern, der Milch wieder den Stellenwert einzuräumen, der für die Gesundheit zuträglich ist.

Sie sollen wieder kleine Beilagen sein, nicht den Hauptanteil einer Mahlzeit ausmachen.

Gelegentlicher Genuss statt des täglichen Konsums, so muss nun die Devise lauten.

Sind Fleisch und Eier entsprechend sorgsam limitiert, kann man zu ganz ähnlich günstigen gesundheitlichen Ergebnissen kommen, wie hundertprozentige Vegetarier diese für sich verbuchen können.

Es ist also durchaus ratsam, ein bisschen Vegetarier zu sein!

Erfahrungsstudie II: Der Beginn meines vegetarischen Lebens

Ich bin nun schon über 20 Jahre Vegetarierin. Als ich mich dazu entschloss, kein Fleisch und auch keinen Fisch mehr zu essen, war das zwar der Einstieg in die Ära „Ich esse kein Tier mehr", aber mir war damals längst nicht klar, wie der Körper ausreichend zu versorgen sei. Wie viele andere Neu-Vegetarier auch, ersetzte ich erst einmal die Fleischmahlzeiten komplett durch Kohlenhydrate. Schließlich mussten Sattmacher auf dem Teller sein. Da Gemüse, Salat und Obst nicht unbedingt dazu zählen, griff ich also zu Getreide und Kartoffeln. Und leider auch viel Käse.

Ich konnte mir gar nicht erklären, weshalb mich nach wenigen Wochen lähmende Müdigkeit ergriff.

Erst mein intensives Ernährungsstudium ließ mich den Grund für meine matte Befindlichkeit selbst herausfinden. Dabei hatte ich mich doch genauso ernährt, wie Vollwert-Päpste und Frischkorn-Fans das empfohlen hatten. Aber genau hier war der Schwachpunkt zu ermitteln.

Getreide ist ja ein starker Säurebildner. Das macht schlapp und lähmt die Unternehmungslust.

Kartoffeln werden zwar als sogenannte Basen-Bildner angepriesen, verbrauchen in Wahrheit jedoch zu ihrer Verarbeitung im Körper ganz genauso viele Basen wie sie mitbringen.

Just zu dieser Zeit lernte ich die *Trennkost* kennen. Der Grund für mein Dilemma war ja, dass ich zuviel von den konzentrierten Kohlenhydraten und zuviel Käse verzehrte. Aber auch meine Eiweiß-Versorgung ließ zu wünschen übrig. Den Ausweg aus diesem Mangel fand ich in Soja, Tofu und einigen pflanzlichen Eiweiß-Lieferanten.

Eiweißversorgung sicherstellen
Auch Vegetarier können an Mangelerscheinungen leiden. Viele von ihnen sind z. B. unterversorgt mit Eiweiß. Diese lassen sich in folgender pflanzlicher Nahrung finden:

- ✓ Sojafleisch (diverse Sorten), Tofu Natur und Räuchertofu, Sojamilch
- ✓ Saitan (Weizeneiweiß) und Eiweiß aus Lupinen
- ✓ Mungbohnen, Azukibohnen, Kichererbsen, Kichererbsenmehl
- ✓ Nüsse, Samen
- ✓ verschiedene Pilzsorten,
- ✓ Milchprodukte
- ✓ Bestimmte Küchenkräuter und Gemüsesorten

Jeder muss selbst herausfinden, was ihm bekommt
Bereits in der kurzen Zeit, in der ich streng nach der Trennkost lebte, konnte ich feststellen, dass meine alte Vitalität zurückkehrte und meine Blutwerte sich rasant verbesserten. Ich verfügte nun über wachsende Energie.

Leider lachte ich mir in meiner Euphorie ein neues gesundheitliches Defizit an. Ich litt nach einigen Jahren an heftigen Rheumabeschwerden und an schmerzhafter Arthritis in den Fingern. Als ich meine neuen Ernährungsgewohnheiten durchforstete, fand ich schnell heraus, dass es der viele Käse war, den ich begeistert nun täglich mit Obst kombiniert, als Sattmacher und als Eiweißlieferant zu mir nahm.
Milchprodukte können für Rheumatiker, der ich ja bin, das pure Gift sein. Erst, als ich weitgehend auf alles verzichtete, was aus Milch war, verschwanden tatsächlich alle meine Beschwerden. Ich halte mich heute begeistert an Sojaprodukte, an Sojajoghurt aus Sojamilch und backe sogar die köstlichsten Kuchen. VEGAN!

Vegetarier brauchen eine kluge Ernährungs-Planung

Es reicht nicht aus, sich für eine andere Ernährungsweise zu entscheiden. Vielmehr muss diese eine optimale Nährstoffversorgung gewährleisten. Ratsam ist dafür auch, Einkaufsquellen zu nutzen, die Produkte aus möglichst unbelastetem, ökologischem Anbau führen.

Kohlenhydrate – das kann die große Falle sein

Die Menschen, besonders in Single-Haushalten, essen zu viele Kohlenhydrate, bevorzugt Brot. Aber auch Nudeln, Reis, Pizza, Pommes, Hamburger alle Zuckerprodukte und Kartoffelprodukte sollten im Speiseplan limitiert werden. Zu viele Kohlenhydrate forcieren die Insulinproduktion in der Bauchspeicheldrüse. Dieses Hormon löst Sucht aus und kann, wenn es im Übermaß vorhanden ist, langfristig zu Altersdiabetes führen. Immer wieder ist in Bezug auf Kohlenhydrate von Kraftnahrung für Sportler die Rede. Nur diese können große Portionen davon vertragen und wandeln diese durch Körperanstrengung direkt in Energie um.

Kleines Erfahrungsbeispiel - die Brötchen waren schuld!

In den von mir geleiteten Ernährungsseminaren für Trennkost, hatten die Teilnehmer die Möglichkeit, zu einem späteren Zeitpunkt, wenn sie den Kursus längst abgeschlossen hatten, immer mal wieder vorbeizuschauen und von ihren Erfahrungen zu berichten oder sich einen Rat zu holen. Als wir einmal also mit unserer großen Gruppe tagten, machte ich unter den Anwesenden zwei „Ehemalige" aus. Auf mein Befragen gestanden sie, dass sie dringend Hilfe benötigten. Sie hatten vor mehreren Monaten für längere Zeit an der Gruppe teilgenommen und konnten wunderbare Abnahme-Erfolge, aber auch Gesundheitsverbesserungen für sich verbuchen. „Ja", sagte die eine, „das war damals. Während der Teilnahme am Seminar haben wir uns einfach bombig gefühlt. Jetzt aber hat uns die alte Müdigkeit und Antriebslosigkeit wieder voll erwischt. Dabei leben wir ganz genau so, wie es den Regeln der Trennkost entspricht." Diese Klage war für mich ein schöner Anlass, gemeinsam mit den anderen Teilnehmern nun eine Analyse zu starten. Sehr schnell kamen wir dahinter, dass die beiden Probandinnen ihr Müsli-Frühstück aus geraspelten Äpfeln, Öl, gehackten Nüssen und Leinsamen ersetzt hatten durch selbstgebackenen Vollkornbrötchen. Nachdem man so viel Gewicht verloren hatte und das Wunschziel ja erreicht war, sah man auch keinen Anlass mehr, nicht wieder kräftig in Bezug auf Fleisch und Wurst „zuzuschlagen". Streng getrennt nach den Trennkostregeln versteht sich.

Meine beiden Damen waren durch die vielen Kohlenhydrate, sowie durch Fleisch und Wurst, wieder tüchtig <u>übersäuert</u>, was der Grund für die lähmende Müdigkeit war, die wieder Einzug gehalten hatte.

Ich war sehr stolz auf meine Kursteilnehmer, die dann selbst herausfanden, dass beim Ernährungsplan die Säurebildner wieder die Oberhand gewonnen hatten.
Gemeinsam stellten wir alle also für die beiden Ex-Seminarteilnehmer neue Pläne zusammen.
An die erste Stelle wurden Obst, Gemüse und Salat gesetzt und als Beilagen gab es dann ein wenig Fleisch, wenig Brot, wenig Käse, dafür mehr Soja, Tofu und andere pflanzliche Eiweißquellen.

Ich habe mich sehr gefreut, als nach wenigen Wochen ein Anruf mir unsere richtige Diagnose bestätigte. Die beiden Damen waren wieder putzmunter und hatten sich gegenseitig versprochen, nie mehr in die alten, kohlenhydratlastigen Essgewohnheiten zurückzufallen.

Auch wenn man den fleischlichen Genüssen nicht ganz entsagt, so ist es doch angebracht, von den vegetarischen Erkenntnissen zu profitieren und sich wenigstens teilweise die Trennkostregeln zunutze zu machen.

Fastfood schadet nicht nur dem Körper, auch dem Denkvermögen

Fastfood ist keine Nahrung, sondern allenfalls ein schneller Sattmacher, der nur gelegentlich, wenn überhaupt, auf den Speisezettel gehört.

Nun ist es, besonders in Singlehaushalten üblich geworden, sich mal schnell mit einem Imbiss zu versorgen, denn für eine Person zu kochen, lohnt sich doch kaum, oder? Die Überlegung ist dann: wieso kochen, wenn es doch an jeder Ecke genau die Gerichte zu kaufen gibt, auf die unsere Geschmacksnerven abzielen? Und solch ein Imbiss ist dann noch nicht einmal viel teurer, als wenn man ihn selbst bereiten würde.

Es ist eben bequem, sich mal eben unterwegs was mitzunehmen, oder noch besser, sich einfach mit ofenfrischen Leckereien beliefern zu lassen.

Da es dann doch empfehlenswert, die eigene Denkzentrale vor solche Gepflogenheiten einzuschalten, denn mit dem regelmäßigen Verzehr von derartigen schnellen Appetizern gibt man die Kontrolle über die eigene Nährstoffversorgung weitgehend ab.

Es gibt genügend Studien, die belegen, dass der tägliche Verzehr von Fastfood auf Dauer der Intelligenz schadet.

Der Grund dafür sind vor allem verwendete Geschmacksverstärker, schlechte und verbrauchte Fette, sowie auch Zucker und andere Zusatzstoffe, die vom Verbraucher gar nicht auszumachen sind.

Es ist vielfach erwiesen: Junkfood lässt das Gehirn schrumpfen!!!

Zu viel ungesundes Essen kann ganze Hirnregionen schrumpfen lassen, und damit praktisch einen Teufelskreis in Gang setzen, der das gesamte Essverhalten negativ beeinflusst und die Verbraucher nicht selten in eine Suchtfalle lockt.

Eine weitere unerwünschte Nebenwirkung kann die Gewichtszunahme sein, die, ist sie einmal angelegt, nur schwer wieder unter Kontrolle zu bringen ist. Zwei Studien belegen die Vermutung, dass EssSucht und wertloses Essen eine gefährliche Wechselwirkung nach sich ziehen können, in denen langfristig auch oft die Ursache für *Persönlichkeitsveränderungen* gesehen werden kann.

Übergewicht boykottiert normales Essverhalten

Übergewicht kann auch, nach einer Studie von ***Antonio Convit*** und seinem Team (Kline Institute für Psychiatrieforschung in New York), der Grund dafür sein, dass bestimmte Belohnungs- und Appetitzentren im Großhirn kleiner sind und Strukturschäden aufweisen. Erhöhte Entzündungswerte im Nervensystem der übergewichtigen Menschen belegen, dass die Schädigungen immer weiter voranschreiten. Solche Veränderungen scheinen der Grund für ungezügeltes Essverlangen, besonders bei übergewichtige Teenagern, zu sein.

Ernährung hat Einfluss auf Verhaltensweisen

Paul Thomson (kalifornische Universität in Los Angeles) sah bei Messungen der schrumpfenden Hirnregionen bei Übergewichtigen, die Studien von Convit bestätigt und vermutet zusätzlich, auch negative Folgen der Veränderung im Mandelkern, der Hirnregion, die in der Suchtforschung eine wichtige Rolle spielt. Hier passiert nicht nur die Regulierung von Appetit und Heißhunger, hier wird auch Einfluss genommen auf Entscheidungsprozesse und Verhaltensweisen. In dieser Hirnregion kann also langfristig die Selbstkontrollfähigkeit eines Menschen beeinflusst werden.

Zuviel Zucker, zu viel ungesättigte Fettsäuren

Terry Davidson (Purdue Universität in West Lafayette in Illinois) glaubt beweisen zu können, wie sich falsche Nahrung auf die Gehirnentwicklung von Tieren und Menschen auswirkt. dafür weist er auf Studien von seinem Doktoranden Scott Kanoski hin. Dieser hat eine aktuelle Studie darüber veröffentlicht. Die Forscher fanden Hinweise darauf, dass eine Ernährung, vergleichbar mit typischer ungesunder westlicher Kost, reich an Zucker und gesättigten Fetten, bei Mäusen, wie Menschen, zu Beeinträchtigungen der Denkleistung führen kann, ***und zwar schon bevor die Betroffenen dick werden***.

Gründe dafür sind die, durch die Fast-Food-Kost entstehenden Entzündungsprozesse. Weiter kann die Durchlässigkeit der Blut-Hirnschranke verändert werden, wodurch eine Beeinträchtigung der Hirnstruktur begünstigt wird.

Die schleichende Gefahr
Die Veränderungen in Denkleistung und Essverhalten bleiben dabei vermutlich über viele Jahre unbeachtet, doch spätestens im fortgeschrittenen Alter kann es zu ernsthafteren gesundheitlichen Beeinträchtigungen kommen. Es gibt genügend Hinweise darauf, dass Demenzerkrankungen durch Ernährung, Übergewicht und die damit verbundenen Entzündungs- und Gefäßprobleme, begünstigt werden".

Die Gefahr lauert besonders in Fertiggerichten

Gemeinsam sind sie besonders gefährlich: Der Geschmacksverstärker *Glutamat* und die sogenannten *Trans-Fette* aus Fast Food und Fertiggerichten.

In einer neuen wissenschaftlichen Studie wurden die Versuchsmäuse durch die Kombination der industriellen Zutaten bemerkenswert fett und überdies vergesslich. Ursache dafür war das ihnen verabreichte Futter, das mit der üblichen industriellen Nahrung in Supermärkten und Schnellrestaurants vergleichbar ist.

Zellbiologen und Diabetesforscher von König Faisal untersuchten die Wirkung von Fett und Glutamat auf das Erinnerungsvermögen und auf das Körpergewicht. Ihre Studie beweist die Gefahr für Geist und Figur. Besonders die Kombination von Fetten und Glutamat macht nicht nur dick, sondern auch dümmer. Diese beiden verstärken sich also wechselseitig in ihrer negativen Wirkung auf die geistigen Fähigkeiten. *Glutamat* ist in unzähligen industriellen Lebensmitteln zu finden. Z. B. in diversen Tütensuppen, Nudelsaucen, Salatdressings, Chips, Wurst und anderen Fleischprodukten. Künstliche *Transfette* erleichtern die Produktion von Keksen, Kartoffelchips, Margarine, Tütensuppen und Fertigsoßen, werden aber auch häufig zum Braten von Hamburgern oder zum Frittieren von Pommes Frites und anderem Fast Food eingesetzt. Diese speziellen Transfette werden oft künstlich von der Industrie extra für solche Zwecke entwickelt und eingesetzt. Wohlgemerkt wird hier besonders vor diesen künstlichen Transfetten gewarnt, die sich oft hinter der Bezeichnung „gehärtete Fette" verstecken.

Wer sich bevorzugt von Burger, Fertigpizza und Co. ernährt, läuft Gefahr, dass seine Intelligenz rapide abnimmt. Wenn er übergewichtig ist, umso mehr.

Ernährung ist ein wichtiges Projekt für die ganze Familie. Bei allen diesbezüglichen Entscheidungen sollte sich immer die Frage stellen:

Ist diese Nahrung gerade gut genug für mich und meine Familie? Fördere ich hiermit die Entwicklung und Stabilisierung unserer Befindlichkeiten in körperlicher und geistiger Hinsicht?

Also immer nur Gesundes essen? Nein, nicht immer, Ausnahmen steckt der Körper weg. Aber grundsätzlich muss und soll die Nahrung der Gesundheit und dienen und nachhaltig gute Wirkung gewährleisten.

Ich vertrete ohnehin die Auffassung, dass „ein bisschen Sünde" sein muss. Es gehört durchaus auch zur Lebensqualität, mal den „schnellen Snack" aus dem Imbiss auf dem Nachhauseweg zu verknuspern oder sich mal (!) eine ganze Tafel Schokolade zu gönnen oder sich mit einem großen Eisbecher zu vergnügen.
Und zur Pflaumenzeit gehört ein ordentliches Stück Pflaumenkuchen mit Schlagsahne zum Herbstglück.

Nee, wir wollen nicht päpstlicher sein als der Papst. Spaß muss sein!

Gesundes Essen schmeckt wunderbar, vor allem, wenn es köstlich zubereitet ist. Aber mal ein kleiner Side Step zu der ungesunden Fraktion bringt uns nicht gleich um.
Allerdings, zur Gewohnheit sollen solche „Ausrutscher" nicht werden, vielmehr sollten sie gelegentliche Ausflüge ins „verbotene Land" bleiben.
Aber wenn schon, dann mit viel Genuss, damit es sich auch lohnt. Auch dafür wünsche ich viel Spaß!

*Glutamat ist der wichtigste Neurotransmitter (Botenstoff) im Zentralen Nervensystem. Gewarnt wird vor dem synthetisch hergestellten Geschmacksverstärker Glutamat.

Weshalb die Trennkost eine Jungbleib-Kost ist

Nahrung, die vom Körper vor dem Verzehr nach Bekömmlichkeit sortiert wird, ist leichter zu verdauen und kann die dadurch „eingesparte Energie, für „Regenerations- resp. Reparaturarbeiten" verwenden. So ist die Ernährung nach der Trennkost also eine besonders rationell verlaufende Methode der Nahrungsverwertung unseres Körpers.

Die Verdauung im Rahmen der Trennkost verläuft durchschnittlich innerhalb von 12-24 Stunden, nicht wie bei der Mischkost, bis zu 72 Stunden und länger.

Der weit verbreitete Irrtum in Bezug auf die Trennkost beruht darauf, dass immer davon gesprochen wird, dass Eiweiß und Kohlenhydrate nicht gemeinsam verdaut werden können. Das wird generell falsch zitiert. Der Körper ist durchaus in der Lage Verdauungsvorgänge parallel auszuführen. Es geht ausschließlich um die **VOR**-VERDAUUNG!

Der menschliche Körper praktiziert ohnehin eine Art von Trennkost. Dies, weil er Eiweiß und Kohlenhydrate nicht zur gleichen Zeit VOR-verdauen kann. Die Eiweiß-VORverdauung bedarf der Säure (Magensäure) und die Kohlenhydrat VOR-verdauung der Lauge oder Base (Speichelamylase). Säure und Basen vermischt - neutralisieren sich gegenseitig. Somit kann dann keine chemische Reaktion, also auch keine ordnungsgemäße Verdauung stattfinden.
Deswegen hat die Natur für die notwendigen, unterschiedlichen Verdauungsschritte verschiedene Stationen eingerichtet. So beginnt die Verdauung (Bildung der jeweils erforderlichen Verdauungssäfte) tatsächlich bereits mit dem Blick auf den Teller oder mit der bloßen Vorstellung, der Phantasie also.

Eiweiß-<u>VOR</u>-Verdauung: Bei Verzehr von Proteinen werden im Magen die entsprechenden Enzyme und die nötigen Mengen Magensaft bereitgestellt, um die Eiweißnahrung zu empfangen und dort <u>vor-zu-verdauen</u>. Der so aufbereitete Eiweißbrei wird dann schubweise in den Zwölffingerdarm befördert und dort entsäuert. Die nunmehr erfolgende alkalische Weiterverdauung des Eiweißes kann dann optimal und ungestört ablaufen, um im Dünndarmbereich eine gute Resorption (Abgabe von Stoffen aus dem Nahrungsbrei) zu ermöglichen. Für die Proteinverdauung bildet sich im Mund nur ein dünner, schleimiger Speichel, der lediglich die Aufgabe hat, die gekaute Eiweißnahrung zu verflüssigen und ihr als Gleitmittel in den Magen zu dienen.

Kohlenhydrat-Vor-Verdauung: Ganz anders sieht es bei der Aufnahme von konzentrierten Kohlenhydraten aus. Dafür ist ein enzymreicher Speichel (Speichelamylase) erforderlich, mit dessen Hilfe die Vor-Verdauung bereits im Mund beginnt. Diese ist besonders wirksam, wenn durch ausreichendes Kauen dieser erforderliche „Lösungs-speichel" dafür gebildet werden kann. Der auf diese Weise gut durchgespeichelte Kohlenhydratbrei wird im Magen so lange weiter vor-verdaut, bis der Magensaft den Speisebrei durchsäuert hat. Danach findet im Zwölffingerdarm die Weiterverwertung durch die passenden Verdauungssäfte statt, so dass er im Dünndarm zu Zucker und anderen Stoffen verarbeitet und resorbiert werden kann.

Der Magen ist also die VOR-Verdauungsstation für EIWEISS, der Mundraum ist die VOR-Verdauungsstation für KOHLENHYDRATE. Die eigentliche Verdauung findet erst im Zwölffingerdarm und dann weiter im Dünndarm statt.

Mischkost verzögert Verdauung: Wird der Körper mit Mischkost gefüttert, fängt das Dilemma schon im Mund an. Welcher Speichel soll nun gebildet werden? Gleitspeichel oder Lösungsspeichel? Die verschiedenen Nahrungsgruppen b e h i n d e r n sich also gegenseitig. Die **Vor**-Verdauung von Kohlenhydraten kann nicht ungestört ablaufen. Die unzulänglich **vor**-verdauten Kohlenhydrate kommen dann, vermischt mit Eiweiß, in den Magen, wo die Magensäfte sich durch den viel zu umfangreichen Mischbrei arbeiten müssen, um ihre Zielgruppe, die Proteine, entsprechend **vor**-verdauen zu können. Es dauert also unnötig lange, bis der gesamte Brei ausreichend durchsäuert ist. Durch das zu lange Verbleiben im Magen, kommen Kohlenhydrate, für die der Magen ja hauptsächlich als Durchgangsstation gedacht ist, leicht zur Gärung und Eiweiß zur Fäulnis. Verlässt der unzulänglich **vor**-verdaute Mischbrei nun endlich den Magen, so muss er im Zwölffingerdarm erst einmal neutralisiert werden, damit hier die Kohlenhydratverdauung, die so mangelhaft im Mund begonnen wurde, und die Eiweißverdauung, die verzögert im Magen stattfand, annähernd effizient weitergeführt werden kann. Aber auch hier können die eingesetzten Enzyme für die Eiweißversorgung und die Enzyme für Kohlenhydratverdauung nicht in ihrer vorgesehenen Konzentration wirken, da sie sich durch die Vermischung wieder gegenseitig stören. Die Verweildauer der Mischnahrung ist auch auf dieser Station in Zwölffingerdarm und Dünndarm deshalb über Gebühr verlängert. Eiweiß und Kohlenhydrate, nebeneinander zu Fäulnis und Gärung gekommen, entwickeln im Dünndarm Toxine, also Giftstoffe. Diese können durch die Dünndarmwand in Blut- und Lymphbahnen gelangen.

Auch die Fettverdauung erfolgt oft nur unzureichend: Durch die heutzutage praktizierte sehr vermischte Kost, ist die von der Natur zügig vorgesehene Verdauung in ihrem Ablauf behindert. Sie braucht für ihre Verdauungsschritte oft die d r e i f a c h e Zeit. Die dadurch provozierte Gärung von Kohlenhydraten und Fäulnis von Eiweiß, verursachen im Körper gesundheitliche Schäden, die häufig zu chronischen Krankheiten führen. Diese nennt man heute gerne *Zivilisationskrankheiten*.
Bei richtiger Kombination der Nahrung und zügigem Ablauf der Verdauung, kommt es fast gar nicht zu diesen negativen gesundheitlichen Auswirkungen.

Entlastung und Beschleunigung der Verdauung: Die Trennkost entlastet die Verdauungsorgane durch Zuordnen der Lebensmittel zu Nahrungsgruppen, die sich insbesondere bei der Vor-Verdauung nicht gegenseitig behindern und eine zügige Verdauung ermöglichen. Diese benötigt dann nur 12 bis 24 Stunden, im Gegensatz zu Mischnahrung, die bis zu vollständiger Entsorgung bis zu 72 Stunden und länger im Körper verbleibt.
Aus dieser kurzen Verweildauer erklärt sich die positive Wirkung der Trennkost.

Viele Wege führen nach Rom! Und so gibt es auch verschiedene Ernährungsweisen, die sich für eine empfehlenswerte Ernährung eignen, die Regeneration von Körper, Geist und Seele auf's Beste unterstützen können. Die Trennkost ist meine persönlich bevorzugte Ernährung, weil ich sie logisch finde und sie mir ein sicheres (Nahrungs-) Geländer bietet.

Berücksichtigen Sie Ihre Blutgruppe – es lohnt sich für Sie

Ich habe die Wahl Lebensmittel nach den Empfehlungen der Blutgruppendiät getroffen und diese meiner Trennkosternährung zugeordnet. Für die Hinweise dazu bin ich heute noch dankbar.

Mein großes Vorbild in Sachen Heilweisen war Frau Dr. Veronica Carstens, der Frau unseres früheren Bundespräsidenten Carl Carsten. Ihr, einer erfolgreichen Ärztin ist es zu verdanken, dass die Homöopathie heute so fest ins Bewusstsein unserer Mitbürger gerückt ist. Sie hat hierzulande das Feld bereitet für die Naturheilkunde.

Wenn sie also etwas veröffentlicht hatte, las ich das immer mit großer Aufmerksamkeit. Wenn sie im Fernsehen auftrat, schaltete ich ein.

Frau Dr. Carstens gehörte nicht zu den Menschen, die vor Gesundheit strotzen und sich als leuchtendes Beispiel hinstellten für die Wirksamkeit ihrer Lehren. Vielmehr sah man dieser eleganten, feinen Person ihre zarte Gesundheit an. Man nahm ihr einfach ab, dass sie die Erkenntnisse, von denen sie sprach, allesamt ausprobiert hatte oder mit Erfolg bei sich selbst und ihren Patienten angewandt hat. Als sie im Alter von weit über 80 Jahren einmal im Fernsehen darüber sprach, dass sie viel von der Blutgruppen-Diät halte und es schade fände, dass sie diese für ihre Gesundheit erst jetzt nutzen könne, weil man früher nicht an eine solche Einteilung gedacht hatte, griff ich diesen Faden sofort auf. Nun, von der Blutgruppen-Diät hatte ich natürlich schon gehört, aber interessiert hat sie mich nicht wirklich.

Ich bin begeisterte Trennköstlerin und kümmere mich <u>eigentlich</u> nicht um die vielen Ernährungsthesen, die so kursieren.

Diese kommen und gehen. Bei dem Erläutern der Blutgruppendiät durch Frau Dr. Carstens allerdings nahm ich mir vor, einmal etwas tiefer einzudringen in diese Materie. Also kaufte ich das angesprochene Buch und las es in einem Rutsch. Da ich ein neugieriger Mensch bin, wollte ich gleich ausprobieren, wie das denn so ist mit der Bekömmlichkeit der Nahrungszuordnung. Dazu allerdings musste ich erst meine Blutgruppe bestimmen lassen.

Zu meinem Erstaunen waren für meine Blutgruppe A tatsächlich auch genau die Lebensmittel aufgelistet, die ich selbst schon als zu mir passend empfunden hatte. Leider gehörten aber auch Obst- und Gemüsesorten, die ich besonders mag, auf die Negativliste für mich. Aber da ich ja wissen wollte, was dran ist an dieser Lehre, hielt ich mich bei meinen Einkäufen an die vorgeschlagenen Produkte. Und siehe da, alle diese Nahrungsmittel, ohne Ausnahme, bekommen mir ausgesprochen gut. Meine Erfahrungen sind mir von vielen Anwendern bestätigt worden. Beispielsweise hatte mir vor einiger Zeit eine Trennkost-Seminarleiterin einen Brief geschrieben und mir ihre Erfahrungen mit der Blutgruppen-Diät geschildert. Damals hatte ich diesen Artikel erst einmal zur Seite gelegt. Heute hat er eine andere Bedeutung für mich, und ich will ihn an dieser Stelle gekürzt veröffentlichen.

Brief der Seminarleiterin zu Gewichtsreduktion mit Hilfe der Blutgruppen-Diät
Liebe Frau Schlieske,
Seit einiger Zeit arbeite ich in meinen Trennkost-Seminaren auch mit dem Blutgruppenplan. Das ergab sich so: Einige meiner Teilnehmer, die sehr konsequent und gewissenhaft nach dem Trennkostkonzept leben, nahmen nicht so zügig ab wie andere. Ich habe versucht herauszufinden, woran das liegen könnte.
Eine Teilnehmerin mit der Blutgruppe „A" zeigte mir beispielsweise ihren Wochen-Speiseplan. Es war zu ersehen, dass sie eine „fleischfressende Pflanze" war. Außerdem aß sie viel Käse und Weizenbrot.
Ich habe ihr dann eine Woche lang rein vegetarische Kost verordnet, das heißt, es gab bevorzugt Soja, vegetarische Brotaufstriche wie mediterranes Olivenschmalz, Sesambrotaufstrich und anderes.
Außer dem Apfel-Quark-Müsli waren keine Milchprodukte auf den Tisch gekommen und es gab nur reines Roggenvollkornbrot zur Kohlenhydratzeit.

Siehe da, in der Folgewoche hatte die Dame 1,2 kg abgenommen

Ähnliche Erfahrungen machte ich mit Teilnehmern der Blutgruppe „0". Sie aßen vorher wenig Fleisch, dafür aber viel Käse. Hier habe ich einmal Fisch, einmal Fleisch (kein

Schweinefleisch), einmal Eier, Soja und reines Roggen- oder Dinkelvollkornbrot verordnet. Außerdem gab es striktes Käse-Verbot. Auch hier kam es zu guten Erfolgen.

Ungläubiges Staunen Eine neue Teilnehmerin sagte zu mir im Beratungsgespräch, sie hätte seit einem viertel Jahr ihre Ernährung aus ethischen Gründen auf fleischlos umgestellt. Seitdem habe sie 6 kg zugenommen.
Ich sah sie an und sagte: „Sie haben bestimmt die Blutgruppe „0". Sie antwortete ganz zielsicher: „Nein, ich habe „A".
Schön und gut, wir führten unser Beratungsgespräch fort und dabei erfuhr ich auch, dass mein Gegenüber als Ausgleich für das Fleisch jetzt sehr viel Käse aß. Plötzlich sah mich die Frau an, stutzte, öffnete ihre Handtasche und holte ihren Blutspenderpass heraus. Was stand da drin?

Es war kaum zu glauben, sie hatte tatsächlich, genau wie ich gemutmaßt hatte, die Blutgruppe „O"

Sie staunte nicht wenig. Also auch hier: Käse-Verbot (für den Anfang), das konnte sie schön mit Soja-Produkten ausgleichen und sie aß auch ein- bis zweimal die Woche Fisch. Nach zwei Monaten waren dank Trennkost und Käse-Reduktion ihre Gewichtsprobleme behoben. Immer wieder erlebe ich, dass es bei manchen Menschen nur mühsam zu der angestrebten Gewichtsreduktion kommt. Es lohnt sich dann, einmal nachzuschauen, ob hier nicht Nahrungsmittel bevorzugt werden, die eine zügige Verstoffwechselung behindern.

Ich freue mich, dass ich meinen Seminarteilnehmern neben dem großartigen Trennkost-Konzept behilflich sein kann, Gewichtsprobleme und Gesundheitsprobleme dauerhaft zu lösen. Die Blutgruppen-Diät ist dafür eine schöne Ergänzung.

Herzlichen Gruß, H.S.

Der unterschiedliche Bedarf der Blutguppen
Es gibt die Blutgruppen „O", „A", „B" und „AB".

Jeder dieser Blutgruppentypen benötigt den für sich spezifischen „Brennstoff", um eine optimale Funktion ihres Organismus zu erwirken.

- So können Menschen mit der Blutgruppe „0" beispielsweise Fleisch wirksam verdauen
- Die Menschen mit der Blutgruppe „A" sind besser beraten sind, wenn sie ihren Proteinbedarf durch Sojaprodukte oder anderes pflanzliches Eiweiß decken.
- Menschen mit der Blutgruppe „B" hingegen sind weniger empfindlich, sie sind recht ausgewogene Allesesser.
- Gruppe „AB" hingegen hat zwar einen empfindlichen Verdauungstrakt und kann sich jedoch vielseitig ernähren, muss dies jedoch maßvoll tun.

Es versteht sich, dass die Zuordnung nicht fanatisch eingehalten werden muss. Es ist bereits von großem gesundheitlichem Nutzen, wenn die Empfehlungen weitgehend befolgt werden. Schon nach wenigen Anwendungstagen ist die bessere Verträglichkeit der empfohlenen Nahrung erkennbar.

Eine Übersicht mitsamt Erklärungen dazu kann als PDF von meiner folgenden Webseiten kostenlos heruntergeladen werden:
www.ingrid-schlieske-downloads.de

Dafür gelten die folgenden Erläuterungen:
Die Buchstaben in den Spalten bezeichnen die Empfehlungen=

n = neutral

Diese Nahrung ist normal bekömmlich

r = ratsam

Diese Nahrung sollte bevorzugt werden, weil sie direkt heilsam wirken kann

a = abzuraten

von dieser Nahrung wird abgeraten, die ist für diese Blutgruppe nicht geeignet

Warum wir uns vor Diabetes im Alter nicht fürchten müssen

Diabetes vom Typ II, also der sogenannte Altersdiabetes, ist fast immer selbst verursacht und wäre in den allermeisten Fällen vermeidbar!

Der Diabetes, uns allen bekannt als Zuckerkrankheit, hat sich zu einer bedrohlichen Zeitkrankheit entwickelt. In den früheren Jahren war diese Krankheit nahezu ausschließlich auf den Typ I – Diabetes beschränkt, der sich bereits im jugendlichen Alter, zumeist bis zum 12. Lebensjahr, entwickelt.

Brot, Nudeln und Zucker sind die Verursacher dieses Phänomens, das fast als Selbstverständlichkeit von unserer Gesellschaft akzeptiert wird. Dabei ist es in den allermeisten Fällen ganz einfach, diese gesundheitliche Bedrohung zu vermeiden.

Kohlenhydrat ist ein anderes Wort für Zucker. Dabei geht es hier um Einfachzucker. Industriezucker aus dem auch Süßigkeiten bestehen. Aber auch ausgemahlene Stärke in Weißmehlprodukten gehört zu diesen „konzentrierten Kohlenhydraten".
Dieser Zucker lässt den Blutzuckerspiegel rapide ansteigen und praktisch auf einen Schlag wird Insulin freigesetzt, um den Blutzuckerspiegel wieder auszugleichen. Die Menge an Insulin haut den Blutzuckerspiegel auch schnell wieder runter.
Die Folge ist, dass es schnell wieder zu Hunger kommt, der versucht, den Zuckerspiegel wieder mit Kohlenhydraten auszugleichen. Die Bauchspeicheldrüse als Insulinproduzent wird durch diesen Schaukeleffekt enorm belastet. Hier wird der Grundstein für einen gepflegten Altersdiabetes gelegt. Diese Krankheit ist heutzutage für die meisten alten Menschen und zunehmend auch für jüngere Menschen fast obligat. Vor der Zeit unserer Überflussgesellschaft war sie nahezu unbekannt.

Vorsicht Zucker!

Wussten Sie, dass Zucker nicht nur als Suchtauslöser an erster Stelle steht, sondern auch ein bösartiger Schlappmacher ist? Sicherlich ist dem Zucker zudem ein großer Anteil am Auftreten des „chronischen Müdigkeitssyndroms" und vielen anderen Krankheiten

zuzuschreiben. Zucker wird auch als Vitaminräuber bezeichnet. Zu seiner Verarbeitung im Körper benötigt er insbesondere das Vitamin B, das in der kompletten, zuckerhaltigen Pflanze als Begleitstoff vorkommt und beim Raffinationsprozess verloren geht.
Vitamin B ist ein wichtiges Nervenvitamin. Isolierter Zucker selbst ist ein völlig „leeres" Nahrungsmittel, das keine Nährstoffe mehr enthält.

Viele Mangelerscheinungen werden durch zu hohen Zuckerkonsum hervorgerufen, wie z. B.:

- *Nervosität* und Gereiztheit durch Fehlen des Nerven-Vitamins B, das als Begleitstoff in der ganzen Pflanze vorhanden wäre.
- *Verarmung an Vitaminen*, wie Niacin, Pantothensäure, Vitamin C.
- *Verarmung an Mineralstoffen*, die vom Körper zur Zuckerverwertung „geraubt" werden. Übersteigerter Enzymbedarf.
- *Harnsäureerhöhung* durch die mit Zucker verbundene Säurebildung.
- *Schädigung der Darmflora* und damit Schwächung der Abwehrkräfte.
- *Zahnschäden* und Skelettschäden durch Mineralienentzug.
- *Unverträglichkeiten* für anderer Nahrungsmittel z. B. für Vollkorn, Rohkost und Gemüsesorten entstehen
- *Pilzwachstum*, Zucker bildet einen idealen Nährstoffboden im Dickdarm, z. B für Candida albicans
- *Leistungsschwäche*, Gasbildung, Gärung, Fäulnisbildung durch Zucker

Zucker ist ein starkes Stoffwechselgift. Versteckte Zucker sind besonders zu beachten in: Limonaden, Cola, Tomatenketchup, Kindertees, Gebäck und diversen Brotzubereitungen, Fischkonserven, Instantgetränken Kakaogetränken, Milchprodukten, Fertigprodukten.

Um die Energie der Kohlenhydrate nutzbar zu machen, muss der Körper ausreichend über Vitalstoffe verfügen, wie sie in den vollwertigen Nahrungs-mitteln, von der Natur mitgeliefert werden.

Rheuma, Arthrose, Arthritis – nicht (mehr) mit mir!

„Ich habe Rücken"! Dieser lässige Spruch hat ja inzwischen die Runde gemacht und diese anfänglich scherzhaft gemeinte Bezeichnung ist zu einem ernst zu nehmenden Beschwerdebild avanciert.

Und es ist nicht nur „Rücken" mit Wirbelsäule und Bandscheibenproblemen, was schon beinahe zu einer Volkskrankheit geworden ist, sondern es ist das gesamte Skelettsystem mit allen Knochen und Gelenken, worüber wir uns Sorgen machen müssen.
Das Ganze nennt sich dann der **Rheumaformenkreis**, zu dem auch Arthrose, Arthritis sowie auch Weichteilrheuma und Gicht gehören.
Die Erscheinungsformen sind in der Regel schmerzhaft bis unerträglich. Immer spielen entzündliche Prozesse eine Rolle, die oft in Abbau von Knochen, Knorpel und Gelenken münden und nicht selten Invalidität oder zumindest eine eingeschränkte Lebensweise zur Folge haben.

Ich weiß genau, wovon ich rede, denn ich bin so eine Kandidatin, die sogenannte „Schmerzschübe" nur zu gut kennt.

Ich leide an einer Arthritis, die ich nur dann im Griff habe, wenn ich mich u. a. konsequent von den Milchprodukten fernhalte.
Leider musste ich selbst darauf kommen, denn eine befragte Orthopädin gab mir die Auskunft, dass ich genetisch belastet sei und die Ernährung nichts mit meinen Beschwerden zu tun hätte. Dafür zeigte sie mir meine Röntgenbilder, die den Knochenabbau nur zu deutlich nachwiesen und malte mir eine düstere Zukunft aus. Außer Schmerzspray konnte sie mir keine Therapie anbieten.
Ich war also auf mich selbst angewiesen, wollte ich einen Ausweg aus dem Dilemma finden, das mit einer so niederschmetternden Vision in Bezug auf meine Gesundheit in Aussicht stellte. Also berief ich eine Konferenz ein, eine Konferenz mit mir selbst und kam zu dem Schluss, dass es vor allem die vielen Milchprodukte waren, die mir das Problem beschert hatten.

Also krempelte ich meine Ernährung rigoros um. Ich, die bislang ein Joghurt und Käse-Fan gewesen war, warf nun alles vom Speisezettel, was mit Milchprodukten zu tun hat. An diese Stelle kamen Sojajoghurt & Co.

Milch, früher eine notwendige und wertvolle Bereicherung der Ernährungslehren, wird bei den Naturheilkundigen schon seit längerer Zeit mit Bedenken versehen.

So sieht man in der Kuhmilch und ihren Produkten heute zum Beispiel die mögliche Ursache für viele Allergien und Neurodermitis. Aber auch <u>Rheumatiker</u> reagieren oftmals allergisch auf den Konsum von Milch und Milchprodukten.

Wer solche Schmerzen erlitten hat wie ich, dem fällt die Wahl so schwer nicht: Schmerzfrei oder Käse? Ich entschied mich für schmerzfrei. Seither kommen mir keine Milchprodukte mehr auf den Tisch. Der Lohn für eine solche Konsequenz ist, dass ich an Rheumabeschwerden nicht mehr leide, ja garkeinen Gedanken mehr daran verschwenden muss.Meine Finger sind wieder frei beweglich und flitzen ungestört über meine Laptop-Tasten. Und alle anderen Gelenke meines Körpers funktionieren ebenfalls wieder gelenkig und schmerzfrei, als wäre nichts gewesen.

Nur ganz selten mal werde ich schwach und gönne mir ein wenig Käse oder etwas gebratenen Haloumi. Dann aber spüre ich am Folgetag schon dieses bekannte, warnende Kribbeln auf der Knochenhaut meiner Finger, das mir den beginnenden Abbau anzeigt.

Nee, Rheuma, bleib´ mir ferne. Und den Preis dafür zahle ich lieber, denn der Verzicht auf Milchprodukte wird reichlich wettgemacht durch die vielen Varianten von Sojaprodukten, die ich täglich verzehre, um meine Knochen und Gelenke zu stärken und geschmeidig zu halten. <u>Ob solche Maßnahmen *i m m e r* helfen? Sicherlich nicht, aber hilfreich sind sie sicherlich in den allermeisten Fällen. Jeder muss das dann für sich selbst ausprobieren.</u>

Ich erlebte jedenfalls das Wunder, dass ich innerhalb von nur 2 Wochen schmerzfrei war. Solche guten Ergebnisse bestätigten mir bisher alle die Betroffenen, die sich meinen Empfehlungen anschlossen und den Milchprodukten Lebewohl sagten.
<u>Rheuma muss also (meistens jedenfalls) kein Schicksal sein!</u>

Die Übersäuerung des Körpers - sie ist leicht vermeidbar

„Ich bin sauer!" Dieser allbekannte Ausspruch hat durchaus eine tiefe, ja wichtige wortwörtliche Bedeutung.

Damit nun sind keineswegs saure Getränke oder Nahrungsmittel gemeint, vor deren Verzehr gewarnt wird, Vielmehr geht es um den Säurezustand des Blutes, und unsere gesamte gesundheitliche und seelische Befindlichkeit.

„Jeder ist so gesund, wie seine Gefäße!" das hat jeder von uns schon gehört. Aber auch die Geschmeidigkeit der Gefäßwände (nicht nur der Grad der Ablagerungen) hängt von dem Säurezustand des Blutes ab, wie ich nachfolgend erläutere:

Ausgelöst wird diese sogenannte „Übersäuerung" durch den übermäßigen Verzehr von <u>*säurebildender Nahrung*</u>*, wie Brot und anderen Getreideprodukten, Zucker und Süßigkeiten sowie auch Fleisch und Eier.*

Die Folge ist das chronische Müdigkeitssyndrom, das heutzutage weit verbreitet ist. Dabei könnte der Großteil der Betroffenen diese „neue Krankheit" in den allermeisten Fällen mit einer konsequenten Ernährungsumstellung innerhalb kürzester Zeit überwinden.

Auch Krankheiten wie Krebs entstehen erst im sauren Körpermilieu. Hier heißt also die Devise: "basenbildender Nahrung den Vorzug geben!".

Von Übersäuerung hört und liest man laufend, ohne dass der Bürger sich immer eine Vorstellung davonmachen kann, was genau damit gemeint ist.

Deshalb will ich kurz erklären, wie es durch eine Übersäuerung zu Müdigkeit, Leistungsabfall und Unternehmungsunlust, ja auch zu vielen Erkrankungen kommen kann:

Der wichtige und richtige PH-Wert
*Das Blut im menschlichen Körper hat ziemlich genau den PH-Wert
7,4 und ist damit schwach basisch (7 = neutral, Richtung 14 basisch,
Richtung 0 sauer). Liegt der Blutwert unter dem Normalwert 7,4,
gilt das Gewebeblut als übersäuert.*

Nun besitzt der Körper einen genialen Regelmechanismus, der in der Lage ist, den PH-Wert im großen Adersystem konstant zu halten. Dazu bedient er sich der Mineralstoffe im Gewebeblut, die den Basenwert ausgleichen können und schiebt dafür die Säureschlacken in das Körpergewebe mit den kleinen Kapillaren.

Dadurch entsteht folgende ungünstige Wirkung:

Das Blut in den Adern dient als Träger von Sauerstoff und Nährstoffen. Für den Sauerstoff sind die Erythrozyten zuständig.

Diese haben eine „windschlüpfrige" und flexible Gestalt und können auch durch kleine Äderchen hindurch gelangen, die schmäler sind als sie selbst.

In einem sauren Körpermilieu verlieren sie jedoch an Elastizität, sie versteifen und können in den kleinen Kapillaren für einen Stau sorgen.

Dadurch kommt es zu verzögertem Sauerstofftransport und zu behindertem Austausch von Gewebeflüssigkeit in den kleinen Gefäßen, die dadurch Gefahr laufen, bei andauernder Stausituation brüchig zu werden.

Die laufend erforderliche Versorgung des Körpers mit Nährstoffen wird dadurch behindert. Damit das Blut dennoch durch die Äderchen gelangt, ist erhöhte Energie erforderlich. Das Herz muss eine größere Pumpleistung erbringen, wird demnach stärker belastet und die Gefahr von Thrombenbildung ist erhöht.

Müdigkeit und Energielosigkeit ist also eine logische Folge der Übersäuerung.

Bei einer guten und ausgewogenen Ernährung kommt es in der Regel gar nicht zu solchen Übersäuerungs-Zuständen.
Bei Übersäuerung ist es relativ einfach, wieder in eine basische Situation zurück zu kommen oder diese zu erhalten. Dazu gehört, dass täglich Obst, Gemüse und Salat verzehrt wird und wenig Tierisches auf den Teller kommt.

Die Trennkos, beispielsweise bietet dafür eine ideale Basis.

Es ist kein Zufall, dass sich die schlanke und fitte Prominenz aus Wirtschaft, Kultur und Politik weitgehend an dieser einfachen Ernährungsmethode orientiert. Selbstverständlich führen auch andere, sorgsam ausgewählte Ernährungsweisen zu dem gewünschten Ziel.

Wichtig alleine ist, dass die Lebensmittel so vollwertig wie möglich und sind und genügend Basenbildner, sowie die erforderlichen Nährstoffe enthalten.

Mit dem normalisierten Säurezustand im Blut eines Menschen reduziert sich automatisch sein Zuckerspiegel, der ja an ähnliche Bedingungen geknüpft ist, wie jene, die für den Säure/Basenhaushalt des Körpers gelten.

Wer die säurebildende Nahrung auf seinem Speisezettel limitiert und den basenbildenden Lebensmitteln den Vorzug gibt, verhindert die Übersäuerung des Blutes ebenso, wie den erhöhten Zuckerspiegel, der die Entstehung des Altersdiabetes begünstigt.

Zu meinen Erfahrungen mit Trennkost-Kurgästen gehörte es, dass der Harnsäure-Wert der Anwender **schon nach einer einzigen Woche** der Ernährungsumstellung sich messbar erniedrigt, und Zuckerwerte sich grundsätzlich auch kurzfristig senken lassen. In einigen Fällen sogar bis zum halbierten bisherigen Wert.
Und zu solchen Ergebnisse kommt man zumeist bereits innerhalb von wenigen Wochen.

Länger und schöner leben durch Dinner-Cancelling

Länger leben, jünger aussehen, leichter abnehmen: alles scheint leichter möglich durch Verzicht aufs Abendessen. Die Anti-Aging-Bewegung propagiert abendliche Askese, zumindest 2-3 Male wöchentlich.

Jeder kennt ihn, den schlauen Spruch: „iss morgens, wie ein Kaiser, mittags wie ein König und abends wie ein Bettelmann!"

Zugegeben, wer sich daran hält, hat schon die ersten, guten Schritte in Richtung Gesundheit gemacht. Wer es aber wirklich ernst meint mit dem Thema *Regeneration* und wer die organische Uhr um viele Jahre zurückdrehen möchte und das Altern rigoros aufhalten will, ist aufgefordert, hier noch einmal tüchtig nachzubessern.

Schon die Trennkost hat ja das üppige Kohlenhydratfrühstück abgeschafft, zugunsten einer basenbildenden *Powermahlzeit* mit frischen Früchten, Nüssen und Sojajoghurt. Diese begleitet beschwingt in den Tag, gewährleistet und programmiert das Essverhalten für den gesamten Tag.
Das klassische Frühstück mit Brötchen oder Toast mit Wurst, Käse, Marmelade und Eiern, hingegen hat ausgedient, denn das macht das Energielevel platt und boykottieren das Leistungsniveau. Die Trennkost erläutere ich in dem Artikel „Weshalb die Trennkost eine Gesundheitskost ist".

Aber keine Sorge, ich will Ihnen mit dem Dinner-Cancelling nun nicht das genussvolle Abendessen komplett streichen.
Diese sagenhafte Wirkung soll nämlich dann bereits lohnend sein, wenn die Abendessen-Askese nur an zwei oder drei Abenden pro Woche ausgeübt wird. Ich selbst habe mit dem Dinner-Cancelling die besten Erfahrungen gemacht und will Ihnen eine der wirkungs-vollsten Jung-Methoden nicht vorenthalten. Und ich möchte dazu noch ein paar Erläuterungen geben, damit Ihr Interesse geweckt wird.
Wer nämlich meinte, gesunde Ernährung und Sport reichten aus, um möglichst lange jung

und fit zu sein, muss dazulernen. Wer zusätzlich die „chemische Fabrik Mensch" schlau nutzt, kann dem Alter wirklich ein Schnippchen schlagen, das behaupten jedenfalls die Anti-Aging-Mediziner. Und auch Sie können sich sehr schnell davon überzeugen.

Mit 60 aussehen wie mit 40 – und sich auch so fühlen, Dinner Cancelling, die Absage an das Abendessen, scheint tatsächlich eines der wirksamsten Zaubermittel mit JUNGBRUNNEN-Effekt zu sein.

Das, was die Volksweisheit in Bezug auf das karge Abendessen schon immer wusste, ist heute biochemisch abgesichert. Professor Dr. Johannes Huber aus Wien, Endokrinologe und engagierter Verfechter des Dinner-Cancelling, ist sicher, dass die nächtliche Produktion insbesondere jener Hormone angeregt wird, die speziell den biologischen Alterungsprozess aufhalten können nämlich *Somatropin* und *Melatonin*.

<u>Somatropin</u> und <u>Melatonin</u> sind echte Jungbrunnen – leider in des Wortes doppelter Bedeutung. Nur in jungen Jahren sprudeln beide Hormone so richtig kräftig.

Im Laufe des Lebens nimmt ihre Aktivität aber deutlich ab, sodass Ältere oft daran Mangel leiden. Dinner Cancelling kann diesen Mangel ausgleichen und die Produktion erneut ankurbeln.

<u>Somatropin</u>, dieses Wachstumshormon **STH**, auch **HGH** (human growth hormone), hilft beim Aufbau von Muskelmasse und baut Fettmasse ab. Es stimuliert die Immunabwehr, verbessert Gedächtnis und Schlaf, strafft Haut und Bindegewebe. Tagsüber wird es nur in geringen Mengen freigesetzt. Vor allem während der Nacht entfaltet es seine Wirkung.

<u>Melatonin</u> regelt den Schlaf-wach-Rhythmus und ist wie HGH ein Nachtarbeiter: Nach Mitternacht ist es am aktivsten. Dann sinkt die Körpertemperatur, Zellen teilen sich langsamer, der Organismus arbeitet auf Sparflamme und <u>der Alterungsprozess wird verlangsamt.</u>

Wachstumshormon STH

Das Wachstumshormon STH (Somatropin) wird in der Hirnanhangdrüse gebildet und ist eines der effektivsten Anti-Aging-Hormone. Die Folgen eines STH-Mangels sind: Fettleibigkeit, Herzschwäche, Hirngefäßerkrankungen, steigende Cholesterin-Werte, Muskelabbau und Knochen- schwund, Diabetes, Infarktrisiko, verringerte Lebenserwartung u. v. a. m.

Die gute Nachricht ist: "Weil das körpereigene Regulationssystem bis ins höchste Alter variabel bleibt, lässt sich der Hormonstatus auch ohne zusätzliche Substitution verbessern. In jedem Alter. „Die Altersuhr kann also jeder Einzelne aufhalten", so die Anti-Aging-Medizinerin *Simone Homm*.
Es ist dafür noch nicht einmal eine Hormon-Substitution notwendig.

Der wichtigste Stimulus für die Wachstumshormonausschüttung ist der normale Nachtschlaf. Etwa 60 bis 90 Minuten nach der ersten *Tiefschlafphase*, schüttet die Hirnanhangdrüse den größten Teil der täglichen STH-Menge aus.
Damit die Hirnanhangdrüse Wachstumshormon ins Blut abgibt, müssen im übergeordneten Gehirnbereich, dem Hypothalamus, spezifische Reize ankommen.

Mit folgenden Maßnahmen kann die Ausschüttung von STH ganz natürlich erhöht werden:

- ✓ *Körperliche Belastung*, wie altersangepasstes Krafttraining und Ballsport.
- ✓ *Wandern* in hügeligem Gelände. Allein durch solche (anstrengenden) Aktivitäten ist für den Menschen eine hormonelle Verjüngung – entsprechend dem Ausstoß – bis zu 15 Jahren, belegt.
- ✓ Die *richtige Ernährung* kann STH mit der empfohlenen Anti-Aging-Nahrung erhöhen. *Abendliches Fasten* (z. B. in Form des Dinner-Cancellings. Hier ist bereits eine gute Wirkung zu erwarten, wenn die Askese sich auf nur 2-3 Abende wöchentlich beschränkt.

Melatonin regelt den Schlaf-Wach-Rhythmus

Damit ist die nächtliche Abnahme der Körpertemperatur und Verlangsamung der Zellteilung verbunden. Durch die Verlangsamung der Körperfunktionen im Schlaf soll der Alterungsprozess vermindert werden.

➢ Außerdem erhöht es das antioxydative Potential der Zellen, bewahrt die Stabilität des Milieus in den Zellen und vermindert die Freisetzung von freien Radikalen.

➢ In der Mehrzahl der Untersuchungen zeigte sich, dass die Entwicklung und/oder das Wachstum von verschiedenen tierischen Tumoren durch Melatonin gehemmt wurde. Inwieweit sich das auf menschliche Zellen übertragen lässt, bedarf noch endgültiger Beweisführung.

Ein weiterer Vorteil des Dinner Cancelling ist, dass durch das abendliche Fasten der Körper von Verdauungsarbeiten während der Nacht entlastet wird. Dadurch ist ein tieferer und gesünderer Schlaf möglich. Es besteht zudem die Annahme, dass insbesondere bei der Verdauung während der Nacht freie Radikale entstehen. Freie Radikale werden für die Alterung der Zellen verantwortlich gemacht. Zudem scheint sich die Vermutung zu bestätigen, dass „entartete Zellen" während des nächtlichen Fastens leichter abtransportiert werden können. Hier findet sich möglicherweise eine wirksame Möglichkeit der Krebsprophylaxe.

Wird also abends keine Nahrung zugeführt, muss nachts nicht verdaut werden, sodass laut Dinner Cancelling eine bessere Regeneration während der Schlafphase möglich ist.

Nicht nur unsere Vorfahren hierzulande konnten in Sachen Jung-Erhaltung auf Traditionswissen zurückgreifen. Ein altes arabisches Sprichwort lautet:

„Frühstücke alleine, speise zum Mittag mit einem Freund und schenke das Abendessen Deinem Feind!"

Wasser im Anti-Aging-Einsatz

Sie sind nicht krank, Sie sind nur durstig!

Mit diesem Satz hat der persische Arzt Dr. Batmanghelidj die Wichtigkeit einer ausreichenden Trinkmenge deutlich ins Bewusstsein derjenigen Menschen gerückt, die gut für ihre eigene Gesundheit sorgen möchten. Und er stellt auch unter Beweis, dass Wasser eines der wichtigsten Anti-Aging-Mittel ist.

Denn Wasser ist so wichtig, dass unser Körper einschließlich dem Geist, nicht mehr richtig funktionieren kann, wenn er „auf dem Trockenen sitzt".

Die Folge von zu geringer Trinkmenge: Der Körper stellt sich auf den Mangel ein und produziert „Notlösungen", aus denen sich die verschiedensten Krankheiten entwickeln können, von Diabetes über chronische Müdigkeit bis hin zum Schlaganfall.
Ins Auge fallend sind aber sind besonders eine schlaffe Haut und ein schwaches Bindegewebe, sodass „Wasser von innen" unser unverzichtbares Schönheitsmittel ist.

- ➤ Wasser ist unser *Hauptnahrungsmittel*. Wir können einige Wochen lang auf feste Nahrung verzichten – verdursten aber schon nach wenigen Tagen.
- ➤ Ohne Wasser funktioniert *kein Stoffwechsel*: Wasser ist Hauptlösungs- und Transportmittel für Nährstoffe, Vitamine, Mineralstoffe und Spurenelemente.
- ➤ Die Körperzellen brauchen Wasser, um *Stoffwechselabfälle* und Gifte „abzutransportieren", denn Wasser arbeitet im Körper durch das, was es mitnimmt, weniger durch das, was es mitbringt", so Professor Huchard.
- ➤ Wasser *stillt den Hunger*, kurbelt den Stoffwechsel an und hilft hervorragend beim Abnehmen.
- ➤ *Verstopfung* ist auch oft ein Zeichen dafür, dass dem Körper Wasser fehlt. Um Wassermangel auszugleichen, holt der Körper, speziell der Dickdarm, aus den festen Verdauungsrückständen notfalls den "letzte Tropfen Wasser" heraus.
  Deshalb ist eine ausreichende Trinkwasserzufuhr für eine gut funktionierende Ausscheidung unabdingbar.

- Im *Magen kommt es zur Austrocknung*, wenn Wasser der schützenden Schleimschicht fehlt. Magensäure kann dadurch die Magenwand leichter angreifen, Geschwüre können entstehen.
- Fehlt Wasser im Körper, *trocknen Körperzellen aus* und die Blutmenge verringert sich. Dadurch verengen sich die Blutgefäße, die kleinen Kapillaren. Damit erhöhen sich die *Risiken für Herzinfarkt, Schlaganfall und Bluthochdruck*.
- Nur, wenn die Knorpeloberfläche in den Gelenken genügend Wasser enthalten, wird die *Gleitfähigkeit des Knorpels* ermöglicht.
- Der Neurotransmitter Histamin hat im Körper verschiedene Aufgaben. Unter anderem ist er für die Verteilung des Wassers im Körper zuständig. Leidet der Körper unter Wassermangel, wird vermehrt Histamin produziert – *Allergien und Asthma* können die Folge sein.
- Wenn im Körper zu wenig Wasser vorhanden ist, laufen die gleichen physiologischen Prozesse ab wie bei *Stress. Dehydration* (Wassermangel) verursacht Stress und Stress verstärkt die Dehydration – Wassertrinken kann diesen Teufelskreislauf durchbrechen und zur Entspannung beitragen.
- Unser Gehirn besteht zu 85 bis 90 Prozent aus Wasser, es braucht ständig Wasser zum Denken. Mit genügend Wasser im Körper steigen *Leistungs- und Konzentrationsfähigkeit.* Das ist auch der Grund dafür, dass alte Menschen unbedingt ausreichend viel trinken m ü s s e n.

Ohne Wasser kann kein Mensch überleben und auch nicht denken - das steht fest. Die Frage aber ist, wie viel es denn nun täglich sein soll.

Mengenmäßig ist Wasser der wichtigste Bestandteil des menschlichen Körpers: Erwachsene bestehen im Mittel zu 50 bis 60 Prozent aus Wasser", erklärt Ernährungswissenschaftlerin *Antje Gahl* von der Deutschen Gesellschaft für Ernährung (DGL). Wasser ist in allen unseren Körperflüssigkeiten enthalten: In der Tränenflüssigkeit z. B., ohne die unser Auge vertrocknen würde sowie Im Blut, das nur in flüssiger Form durch den Körper fließen und unsere Organe und Muskeln mit Sauerstoff und Nährstoffen versorgen kann.

Und auch im Urin, der alle Stoffe, die der Körper nicht verwerten kann, schleust diese mit Hilfe des Wassers über die Harnwege hinaus. Um alle diese lebenswichtigen Prozesse aufrecht zu erhalten, muss ständig Flüssigkeit nachgeliefert werden.

Laut Berechnungen der DGE gehen dem Körper beim Atmen, Wasserlassen, Schwitzen und über den Darm jeden Tag 2,65 Liter Wasser verloren. Ein Teil dieses Defizits - etwa 875 Milliliter - gleichen wir über die Nahrung wieder aus. Und auch die Mitochondrien, die Kraftwerke unserer Zellen, geben bei bestimmten chemischen Prozessen Wasser ab, wenn auch nur etwa 335 Milliliter pro Tag. Den Rest des Bedarfs müssen wir, laut DGE, durch Trinken decken. *Nötig seien dafür etwa 1,44 Liter*, am besten in Form von Wasser oder ungesüßten Kräuter- und Früchtetees, so die Empfehlung.

Wer etwa anderthalb Liter Wasser am Tag trinkt, ist - wenn die Rechnung stimmt –also zweifellos auf der sicheren Seite.

Mehr zu trinken, also weit über den Durst hinaus, ist laut manchem Experten aber Unsinn. "Es ist schwer zu glauben, dass uns die Evolution mit einem chronischen Wasserdefizit ausgestattet hat, das wir über eine zwanghafte Flüssigkeitsaufnahme kompensieren müssen", schreibt der *Physiologe Heinz Valtin* von der Universität Dartmouth in einem Essay im *American Journal of Physiology*.

Und Wasser von außen?

Wasser galt schon in der Antike als d a s Schönheitsmittel. Ich selbst schwöre auf das morgendliche *Wechselbad*, das bei mir mit einer *eisekalten Dusche* abschließt, um damit meinen Blutdruck anzukurbeln. Ich habe dann das elektrisierende Gefühl, mich mit Energie zu fluten. Sehr empfehlenswert ist eine *prasselnde warme Dusche*, die über den ganz Körper geführt, die Meridianverläufe stimuliert und Heilung auf allen Ebenen unterstützen kann. Auch *kneippsche Güsse* können Wunder wirken, das wissen nicht nur die Saunagänger, die sich nach dem Heißluftbad mit einem kalten Wasserschwall „schockfrosten". Das regt den Stoffwechsel an und belebt ungemein. *Kaltes Wasser auf die Innenseite der Handgelenke* fließen lassen, vertreibt Müdigkeit und auch depressive Verstimmungen auf der Stelle.

Soja ist DAS Lebensmittel der Zukunft

Dieses proteinreiche „Fleisch, das auf dem Felde wächst", ist nicht nur interessant für Vegetarier. Soja gilt weltweit als eines der wichtigsten AntiAging-Nahrungsmittel.

Es ist derart reich an Vitaminen, Mineralstoffen, Ballaststoffen und Pflanzensekundärstoffen, dass es für die Gesundheiterhaltung oder Wiederherstellung nach unserer Einschätzung eines der kostbarsten Beiträge für die Ernährung des modernen Menschen sein dürfte.

Besonders der Gehalt an ***Phytohormonen*** ist nach Auffassung der Ernährungswissenschaftler und der Altersforscher, ein wichtiger Inhaltsstoff, der helfen soll, bestimmte Krebsarten zu verhindern. Diese nämlich sind in Asien, dem Kontinent, in dem Soja zum täglichen Verzehr gehört, nahezu unbekannt.

Längst haben auch die naturheilkundlich informierten Frauen hierzulande herausgefunden, dass Soja ein probates Mittel ist, die Wechseljahrs-Beschwerden zu bekämpfen oder sie einfach zu vergessen. Wie? Indem Soja regelmäßig auf dem Speiseplan steht. Und das bietet außerdem noch einen Zugewinn an Geschmacksvielfalt, der auch in Sachen Genuss eine üppige Bereicherung darstellt.

Soja sorgt nämlich dafür, dass VEGANER und VEGETARIER keine, aber auch gar keine Geschmackseinbußen hinnehmen müssen.

Dabei soll Soja beileibe nicht als Fleischersatz betrachtet werden. Soja ist ein derart kostbares Nahrungsmittel, das auf keinem Speisezettel fehlen sollte, auch nicht auf dem von „eingefleischten Fleischessern!"

Die Entscheidung soll also nicht dem" Entweder Oder" gelten, sondern dem „Sowohl als Auch".

Eine der herausragenden Eigenschaften von Soja ist, dass es wunderbar schmecken kann und leicht zuzubereiten ist. Es lassen sich fast alle Rezepte daraus kochen, die mit Fleisch und Milchprodukten herzustellen sind.

Allerdings - Soja ist eben kein Fleisch, sondern ein zunächst ungewohntes Produkt, mit dem man sich erst befreunden muss, wenn daraus Köstlichkeiten gezaubert werden sollen. Aber das ist ganz leicht und auch lohnend, denn Soja in jeder Variante verfügt über eine solche Fülle von wertvollen Nährstoffen, dass man es getrost als eines der wichtigsten Lebensmittel überhaupt betrachten kann.

Inhaltsstoffe und Wirkungsweise

- ✓ Soja verfügt im Gegensatz zu Fleisch über Ballaststoffe, die der Verdauung dienen und Giftstoffe binden. Daran muss sich der Verdauungstrakt erst gewöhnen (anfänglich kann es zu Blähungen kommen).
- ✓ Soja enthält kein Cholesterin, die Gefäße werden geschont, es kommt nicht mehr zu Ablagerungen (Arteriosklerose). Gefäßwände bleiben elastisch.
- ✓ Soja ist ein wichtiger pflanzlicher Kalziumlieferant und stärkt damit Knochen und Gelenke. Soja enthält pro 100 g etwa genauso viele Purine wie Fleisch. Da jedoch 25 g Sojagranulat für eine sättigende Mahlzeit ausreicht, bei Fleisch dagegen ca. 150 g benötigt werden, schlägt der Purin-Anteil bei einer Soja-Portion nur mit dem sechsten Teil davon zu Buche. Soja ist besonders reich an Vitaminen, enthält besonders auch das so seltene Vitamin B12. Der hohe Anteil an Mineralstoffen sorgt für ein günstiges Säure-Basen-Gleichgewicht im Körper und damit für deutlich mehr Energie.
- ✓ Die Proteine der Sojabohne sind für den menschlichen Körper gut verfügbar und können den Eiweißbedarf decken.
- ✓ Verschiedene Pflanzensekundärstoffe machen Soja zu einem idealen Nährmittel. Zu nennen wären z.B. Phytohormone wie pflanzliches Östrogen. Durch Sojakonsum kennen beispielsweise die Japanerinnen Wechseljahresbeschwerden kaum, äußerst selten nur erkranken sie an Gebärmutter- oder Brustkrebs.

Wer sich für Soja auf seinem Speiseplan entscheidet, betreibt zudem aktiven Tierschutz und bewahrt lebende Geschöpfe vor Massentierhaltung und unsäglichen Qualen.

Lernen Sie Soja und Soja-Produkte kennen. Sie werden nicht mehr darauf verzichten wollen – und das nicht nur wegen der Gesundheit.

Beginnen Sie den Tag mit einem Powerdrink aus Sojamilch oder Sojajoghurt.
Das wird Ihnen nicht nur köstlich munden, sondern bereits nach wenigen Wochen spürbare Wirkung zeigen für starke Knochen und schmerzarme, bewegliche Gelenke.

Rezept 1: SOJA-Joghurt Natur verquirlen Sie zur Hälfte mit roten Traubensaft (Direktsaft)
Rezept 2: Sojamilch Natur vermischen Sie mit dem Zauberstab mit einer dicken Scheibe frischer Ananas (oder anderem Obst)

Kuchen backen ganz vegan
das ist möglich mit Hilfe von Sojamilch und Sojajoghurt (ersetzt Ei und Milchprodukte. Statt Butter nehmen Sie Kakaobutter oder Kokosöl).
Ich versichere Ihnen, Ihr Kuchen wird ein Gedicht. Ich arbeite gerade an einem Rezeptbuch: BERLIN IS(S)T VEGAN.

Bereiten Sie Ihr Morgenmüsli statt mit Quark, mit Soja-Joghurt
Dazu passt frisches Obst, Leinsamen und alle möglichen Nusssorten. Falls Süßen erforderlich ist, etwas Honig, Palmblütenzucker, Agavendicksaft oder Rosinen nehmen.

Und so präsentiert sich Ihre Mittags- oder Abendmahlzeit
- ✓ Es besteht beispielsweise aus „Soja-Fleisch", wie *Sojetten.* Diese sind mittelgroß geschnittenes, Sojafleisch, wie grob durch den Wolf gedrehtes Geflügelfleisch
- ✓ *Soja-Hack* ist wie Gehacktes vom Rind zu verwenden. Es sieht verarbeitet genauso aus und hat einen ähnlichen „Biss"
- ✓ *Soja-Schnetzel* sind längliche, schmale Streifen, die verarbeitet wie geschnetzeltes Fleisch aussehen und sich auch so zubereiten lassen

- ✓ **Soja-Ragout** sind gleichmäßige, rundliche Stücke, die scharf angebraten sich für „Fleischtöpfe" oder Gemüsepfannen aller Art eignen.
- ✓ **Tofu natur oder geräuchert**, wird durch Gerinnung gewonnen und nennt sich deswegen auch Soja-Käse. Er ist leicht und bekömmlich und lässt sich zu allerlei Gerichten verarbeiten, auch dafür, leckere Brotaufstriche herzustellen.
- ✓ **Mungbohnen** gehören zu der Familie der Leguminosen und sind Verwandte der Sojabohnen. Sie haben ebenfalls einen hohen Eiweißanteil und schmecken vorzüglich in Suppen oder Füllungen.
- ✓ **Azukibohnen** sind ebenfalls Leguminosen. Ein gut gewürzter Eintopf, mit Ananas beispielsweise, ist ein kulinarisches Erlebnis.
- ✓ **Kichererbsen**, diesen Leguminosen verdanken angeblich die Bewohner von *Campodimele*, dem legendären Dorf in der Nähe Roms in denen die ältesten Einwohner der Welt noch ungewöhnlich aktiv sind, ihre Jugendlichkeit.
- ✓ **Knabbereien** – wer sie so liebt, die knusprigen Chips und die würzigen, gerösteten Nüsse, findet super-leckere Alternativen unter den Sojaprodukten.

Wenn man gut zubereitete Sojagerichte probiert, kann man sich kaum vorstellen, dass hier nicht „echtes Fleisch" die Hauptrolle spielt. Mit den gewohnten Gewürzen, lässt sich fast jedes Gericht bereiten, das man von der Fleischküche her kennt. Ich habe in meinen Büchern unzählige Sojarezepte vorgestellt, die es kinderleicht machen, diese nachzu-kochen.

Meine Bücher sind bei AMAZON beziehbar
- *Gesunde Ernährung für Kinder*
- *TRENN-KOST* der Geheimcode der Prominenz
- *EssSucht* 8 einfache Regeln

Ich möchte aus tiefster Überzeugung dazu motivieren, dieses wunderbare Geschenk, das die Natur uns mit Soja und seinen Verwandten gemacht hat anzunehmen. Nutzen Sie diesen Zauber-Coctail von Wertstoffen, der zu dem Reigen der Jung-Rezepte gehört, die Jung-SEIN und Jung-WERDEN so angenehm und dazu noch so schmackhaft machen.

Schokolade – ein wichtiges Anti-Aging-Nahrungsmitteln

Kein zweites Mal hat die Natur eine solche Fülle wertvoller Nährstoffe so zusammengedrängt wie in der Kakao-Bohne.   *Alexander von Humboldt, Forscher*

So ganz ohne zartschmelzende Schokolade, wäre die Welt um einen köstlichen Genuss ärmer. Ohne Kakao gäbe es keine Schokolade. Kakao als Bohne oder in Pulverform aber ist sehr bitter und für viele Menschen ungenießbar, denn die pure Kakaobohne oder das Pulver schmecken erst einmal ganz und gar nicht wie Schokolade. Erst mit Zucker, Milch oder Sahne wird er zu einer süßen Köstlichkeit, der so manche Genießer regelrecht verfallen sind. Wie aber ist es zu bewerkstelligen, dass man auf die süße Sünde nicht verzichten muss, den feinen Kakao-Geschmack aber lustvoll und für die Gesundheit gefahrlos konsumieren kann?

Wie und in welcher Dosis ist Kakao gesund?

Die Kakao-Bohne ist ein komplexes Nahrungsmittel, sie enthält Magnesium, Eisen und Antioxidantien, Stoffe, welche die Zellen vor Krebserkrankungen schützen sollen. Kakao wirkt positiv auf das Blutbild und den Knochenbau.

Es gibt inzwischen mehr als hundert Studien, die gesundheitsfördernde Effekte durch Kakao nachweisen.

Für die Medizin besonders interessant sind die *Flavonole* – eine Untergruppe der Flavonoide, die z. B. Rotwein den Ruf als Herzinfarktschützer eingebracht haben.

Eine Untersuchung der Universität München ergab, dass im Kakao sekundäre Pflanzenstoffe und die Flavonoide Epicatechine und Procyanidine in besonders hohen Konzentrationen enthalten sind. Diese Stoffe sorgen dafür, dass das Gehirn in Schwung kommt und die Reaktionsschnelligkeit verbessert wird. Eine Studie der Universität Nottingham in England zeigte, dass dadurch auch die Blutgefäße "gewartet" werden, der Arterienverkalkung entgegensteuert und damit das Risiko für Herz-Kreislauf-Erkrankungen verringert wird.

Der Siegeszug des von Spaniern importierten Kakaos begann in Europa erst, nachdem das Kakao-Pulver mit Zucker oder Honig gesüßt und mit Milch angerührt worden war. Das machte zwar den guten Geschmack aus, *für eine heilsame Wirkung ist das jedoch kontraproduktiv*. Denn Milch und Zucker zerstören die positive Wirkung der KakaoBohne. *Vor allem Milch, so ergaben Studien, blockiert Antioxidantien.*

Einen gesundheitsfördernden Effekt kann daher nur hochwertige Schokolade mit mindestens 70 prozentigem Anteil von Kakao haben,

Und das schmeckt dann vergleichsweise bitter. Am besten ist Rohschokolade, bei der die Inhaltsstoffe nicht durch Erhitzen zerstört wurden, und reines Kakao-Pulver.

Guter Kakao wirkt sich auch positiv auf den Insulinspiegel aus, und ist daher interessant für Diabetiker und Übergewichtige (wirkt sogar auch als Appetitzügler).

Der Wirkstoff *Theobromin* im Kakao ist eng verwandt mit dem *Koffein* und wirkt ähnlich belebend auf Körper und Geist. Britische Wissenschaftler belegten auch in Studien, dass Theobromin Hustenreiz zu Beginn einer Erkältung dämpfen kann.

Schokolade gehört zu meinem täglichen Kakao-Glück

Wenn ich gestehe, dass ich mich dafür tatsächlich an 99%-ige Schokolade gewöhnt habe, kommt dem Schokoladenfreund sicher erstmal das Grausen. Aber lassen Sie sich versichern, nach nur wenigen Wochen der „Eingewöhnung" schmeckt diese feine Schokolade, von der man nur einige hauchdünne Stückchen genießen kann, so gut, wie keine andere sonst. Was ich einst aus gesundheitlichen Gründen begonnen hatte, ist für mich heute unverzichtbar. Aber – es muss ja nicht gleich 99% sein. 90%-ige Schokolade schmeckt auch Ihnen sehr gut.

Rezept für gesunden Kakao-Genuss: Wasser, Kakaopulver, und Palmblütenzucker verrühren, aufkochen. Vom Herd nehmen und mit Sojasahne vermischen. Das schmeckt so dermaßen gut, dass man auf die üblichen Kakao-Getränke getrost verzichten kann.

Angst vor Krebs im höheren Alter? Prävention ist angesagt!

Gefahr erkannt, Gefahr gebannt? Nun, ganz so verheißungsvoll ist die Botschaft nicht, wenn es um das Thema Krebs geht. Aber: Fakt ist, dass die Wahrscheinlichkeit, an Krebs zu erkranken, sich deutlich senken lässt.

Lebensmittel wie Tomaten, Beeren oder Rotwein haben einen positiven Effekt auf die Gesundheit, das ist seit langem bekannt.

Eine US-Studie jedoch belegt eine Sensation. Sie tritt nämlich den Beweis dafür an, dass einige Lebensmittel wie Medikamente wirken würden und Krebszellen regelrecht „aushungern" können.

Zu diesen Anti-Aging-Stoffen, denen man solche Regenerationseigenschaften zuschreibt, gehören <u>rote Weintrauben, Rotwein, dunkle Schokolade, Heidelbeeren, Knoblauch, Soja und einige Teesorten</u>. Das verkündet der Forscher *William Li* auf einer Konferenz in Long Beach im US-Bundesstaat Kalifornien.

„Wir bewerten Lebensmittel nach deren Fähigkeit, Krebs zu bekämpfen", sagte Li. „Unser Essen kann als unsere drei mal tägliche Chemotherapie wirken".

In der Angiogenesis Foundation (Organisation in Massachusetts zur Erforschung von Gefäßen) sind Lebensmittel ermittelt worden die chemische Substanzen enthalten, mit denen die Blutversorgung von Tumoren regelrecht abgeschnitten wird. Li nennt dafür eine Studie der *Harvard Medical School*, wonach Männer, die mehrmals pro Woche <u>gegarte Tomaten gegessen hatten, 30 bis 50 Prozent weniger unter Prostatakrebs</u> litten.

In weiterer Test verglichen Forscher der Foundation die Wirkung zugelassener Medikamente mit der von Weintrauben, Heidelbeeren, ja auch Petersilie, und anderen Lebensmitteln.

Dabei konnte herausgefunden werden, dass bestimmte Lebensmittel genauso gut wie zugelassene Medikamente oder zum Teil noch besser als diese, gegen Krebszellen wirkten.

Die krebsbekämpfenden Eigenschaften der Lebensmittel könnten auch dazu dienen, Körperfett schmelzen zu lassen, lässt Li verlauten. Denn auch Fett sei auf den Blutstrom angewiesen, den die Bestandteile dieser Lebensmittel beeinflussen.

Es ist insbesondere das ***Antioxidans Resveratrol***, das sich in den aufgelisteten Lebensmitteln befindet und Entzündungen hemmen kann, Blutgerinnsel verhindert und gegen Krebs wirken kann.

Die erfreuliche Botschaft aus diesen Ergebnissen ist, dass auch Rotwein diese geniale Substanz enthält.

Also heißt es auch hier wieder: Vorbeugen ist besser als Heilen. Denn eine ganze Reihe von Risiken, die zu einer höheren Zahl von Krebserkrankungen im Alter führen, sind hausgemacht, wie beispielsweise das Rauchen, Alkoholkonsum, unachtsamer Umgang mit Medikamenten, eine ungute Ernährung, nicht genügend trinken, schlechte Atemluft, zu wenig Bewegung, sorgenvoller Stress und negatives Denken.
Das Alter spielt insoweit eine wichtige Rolle, als „die Reparaturfähigkeit des menschlichen Organismus im höheren Alter ab- und damit die Summe vieler kleiner Schäden zunimmt".

Alles das können wir verändern und dafür Sorge tragen, dass Körper, Geist und Seele gestärkt werden.

__Damit ist es möglich, den Fakten, die wir nicht ändern können, üppige Argumente und intelligente Möglichkeiten entgegenzusetzen.__

Auf diese Weise kann dem ALTER, als erhöhtes Krebsrisiko, sein Schrecken genommen werden.

Das große VERGESSEN – muss nicht als schicksalshaft hingenommen werden

Das Schreckgespenst Alzheimer verfolgt viele Menschen, zumal die Anzahl dieser Erkrankungen sich innerhalb der nächsten 40 Jahren verdoppeln wird.

Wesentlich mehr Menschen als heute, werden dann an schweren Gedächtnisstörungen, Orientierungslosigkeit, totalen Erinnerungsverlusten und anderen Symptomen dieser Demenzform leiden. Damit Sie und ich nicht dazu zählen, ist *vorbeugen* angesagt.

Übertriebene Sorge müssen wir uns nicht machen denn es gibt tatsächlich eine Reihe von Maßnahmen, die, werden sie rechtzeitig angewandt, unsere Denkzentrale weitgehend fit halten können.

Demenz

Das ist der Oberbegriff für Erkrankungsbilder, die mit einem Verlust der geistigen Funktionen wie Denken, Erinnern, Orientierung und Verknüpfen von Denkinhalten einhergehen und die dazu führen, dass alltägliche Aktivitäten nicht mehr eigenständig durchgeführt werden können. Dazu zählen die Alzheimer-Demenz, die Vaskuläre Demenz, Morbus Pick, Frontotemporale Demenz und weitere Demenzformen.

Alzheimer-Demenz

Die häufigste Form der Demenzerkrankungen ist die AlzheimerDemenz ("der Alzheimer"). Rund 60 % aller Demenzen werden durch eine Alzheimer-Demenz hervorgerufen.

Bei dieser Krankheit gehen in bestimmten Bereichen des Gehirns durch Störungen des Gleichgewichts des Botenstoffs Glutamat (Gehirnentgifter) Nervenzellen zugrunde.

Man spricht auch von einer neurodegenerativen Demenz.

Bei der Behandlung der Alzheimer-Demenz ist es üblich, das Fortschreiten der Störungen durch Gaben von Antidementiva zu verzögern.

Entgegen der allgemeinen Meinung, hat die geistige Leistungsfähigkeit nur bedingt etwas mit dem Lebensalter zu tun. Berühmte Künstler und Wissenschaftler haben in hohem Alter ihre genialsten Arbeiten entstehen lassen.

Demenz ist nicht die Folge des normalen Alterungsprozesses, sondern eine Erkrankung, bei der die Leistung des Gehirns dauerhaft und fortschreitend abnimmt. Und auch nicht jeder, der etwas vergisst, muss schon von Demenz oder Alzheimer betroffen sein. So können Gedächtnisausfälle, unter denen jeder von uns gelegentlich leidet, ganz normal sein und bedürfen nicht einer Behandlung. Gedächtnisleistungen können jedoch oftmals mit einem guten und dann konsequent durchgeführten Trainingsprogramm deutlich gesteigert werden.

Kennen wir das nicht allzu gut? Aber hier droht keine Gefahr!
- Wir kommen partout nicht auf ein Wort, das uns eigentlich geläufig ist
- Namen von Personen, die wir gut kennen, wollen uns einfach nicht einfallen
- Eine Situation wird nicht erinnert, obwohl wir verzweifelt im Gedächtnis kramen
- Die Abläufe des Computerprogrammes, das ich gestern erst erklärt bekam, ist heute wieder vergessen, wenn ich es nicht aufschreibe
- Die Haustür ist zu und den Schlüssel habe ich innen stecken lassen
- Den wichtigen Termin habe ich einfach verschwitzt, unverzeihlich!

Meistens sind es ja Namen, Begriffe oder Termine, die zeitversetzt wieder erinnerlich sind und im Gedächtnis wiederauftauchen. Der Gründe für solche Gedächtnislücken sind oftmals nur, weil wir zu wenig Flüssigkeit zu uns genommen haben, in einer Stresssituation stecken, Medikamente genommen hatten oder, weil wir zu viel im Kopf haben, an mehreren „Baustellen" gleichzeitig arbeiten: *die „Festplatte ist einfach voll".*

Wann aber wird es aber bedenklich – hier ist Behandlung erforderlich!
- Personen werden nicht erkannt oder mit anderen verwechselt
- Namen werden vergessen und auch nicht mehr erinnert
- Betroffene glauben, von vertrauten Personen hintergangen zu werden

- Betroffene verlaufen sich in ihrer Straße oder dem eigenen Haus, ohne zu wissen, wo sie sind.
- Die gleichen Fragen werden immer wieder gestellt oder die gleiche Geschichte immer wieder erzählt.
- Dinge werden nicht einfach nur verlegt, sondern an völlig unsinnigen Plätzen deponiert und nicht wiedergefunden.
- Völlig alltägliche Wörter gehen verloren und werden durch unsinnige Füllwörter ersetzt.
- Betroffene werden plötzlich misstrauisch, haben das Gefühl bestohlen zu werden.
- Betroffene verändern sich im Charakter und ihrem Verhalten der Umwelt gegenüber, werden zum Teil aggressiv.

Angehörige von Demenz- speziell Alzheimer- Patienten sind oftmals enttäuscht darüber, dass zuvor geliebte Menschen fast über Nacht eine Wesensveränderung mitgemacht haben, die nicht mehr viel mit dem ehemaligen Charakter des Betroffenen zu tun haben, Angehörige dürfen das nicht persönlich nehmen, sie sind ungewollt das Ventil.
Um es nicht soweit kommen zu lassen, gilt es rechtzeitig „gegenzusteuern":

Ausreichend Kraftstoffe für eine bessere Merkfähigkeit
Dazu gehören vor allem B-Vitamine, aus denen, gemeinsam mit anderen wirksamen Substanzen, hirnaktive Botenstoffe entstehen, die uns Informationen aufnehmen und behalten lassen. Die Wichtigste davon ist *Acetylcholin.*

Hoher Acetylcholinspiegel verspricht uns logische Überlegungen, geistige Flexibilität und ein Supergedächtnis, ein niedriger bringt uns der Diagnose Alzheimer näher. Dieser Botenstoff ist nämlich für die notwendigen blitzschnellen Verbindungen zwischen den unterschiedlichen Nervenzellen und Hirnbereichen, als so eine Art Gedankenautobahn, zuständig. Damit wir uns an wichtige Begebenheiten genau erinnern, oder auch die Vokabeln einer Fremdsprache, die wir gerade zu erlernen versuchen, nicht vergessen, müssen in den Synapsen, den Verbindungsstellen zwischen den Nerven, enorme Vorräte an Acetylcholin gebunkert sein.

Dieses legale Dopingmittel fürs Gehirn, entsteht im Wesentlichen aus dem B-Vitamin Cholin.

B-Vitamin Cholin und andere wichtige Substanzen

Es ist vor allem in Sojaprodukten, Azukibohnen, Eigelb, Leber und Blumenkohl zu finden. Mit Soja-Lecithin kommt man besonders schnell zu geistigen Höchstleistungen, denn es enthält neben Cholin noch das beruhigende und nervenstärkende *Innositol* (Kontrollfunktion für Zellinhalte) und *Phosphatidylserin* (für ein Supergedächtnis mit erhöhter Speicherkapazität). Leider reicht es nicht aus, nur viel Cholinhaltiges zu sich zu nehmen, denn um daraus viel Wirkung auf das Gedächtnis zu erzielen, braucht es noch vier Voraussetzungen:

- ✓ *Eine gesunde Darmflora*, damit das Acetylcholin überhaupt hergestellt und gespeichert werden kann.
- ✓ *Die Vitamine B6, B12 und Folsäure hochdosiert*, weil sie das krankmachende Homozystein aushebeln und so bei älteren Menschen das Schrumpfen des Gehirns eindämmen und Demenz vorbeugen können (Studie Universität Oxford).
- ✓ Ausreichend Vitamin B1, denn das kann den Abbau des Supermerkstoffs Acetylcholin verlangsamen und die Gedächtnisleistung steigern. Zudem ist es selbst an der Übermittlung von Nervenimpulsen beteiligt und fördert das schnellere Begreifen.
- ✓ Gedächtnistraining ermöglicht es, Acetylcholin abzurufen. Dazu müssen die Denkwerk-zeuge häufig in Gang gebracht werden, zum Beispiel durch gezielte Achtsamkeit und unterschiedliche Trainingsmethoden..

Es jedoch auch nicht zu bestreiten, dass unser Gehirn altert und die Masse sich auch in der 2. Lebenshälfte allmählich reduziert. Allerdings gibt es wirkungsvolle Möglich-keiten, das Gehirn wieder wachsen zu lassen.

Die Hirnareale, die ständig gefordert werden, sind von dem „Schwund" nie so stark betroffen, wie wenig oder gar nicht genutzte Bereiche.

Also ist es entscheidend, unseren „Gedächtnismuskel" so häufig und intensiv wie nur möglich zu fordern, zum Beispiel durch Sprachen lernen, durch immer neue Ziele, die man sich setzt und auch im Alter noch völlig neue Projekte generiert.

Es geht darum, das Gehirn neu zu fordern, nicht darum, Gelerntes abzurufen, wie beispielsweise beim Rätselraten.

Vielmehr sollen dabei alle Gehirnareale angesprochen werden, und Aufgaben gelöst werden, die „größer sind, als man selbst", also, die die eigenen, bisherigen Erfahrungen übersteigen.

Stressabbau verbessert das Gedächtnis

Unser Gehirn ist ein sehr leistungsfähiges und feines Instrument, aber leider auch anfällig bei zu wenig Schlaf beispielsweise, bei zu viel Alkohol und besonders bei zu viel Stress.

Für die Merk- und Erinnerungsfähigkeit ist es entscheidend, dass die Hirntätigkeit ständig zwischen der rational geprägten linken und der emotional bestimmten rechten Hirnhälfte wechselt.

Die Nervenimpulse dazu laufen über die Abtrennung zwischen den beiden Hälften. Unter Stress jedoch ist dieses notwendige „Pendeln" gehemmt, weil das Stresshormon Kortisol das Denken blockiert und das Absterben von Zellen in ganzen Hirnregionen verursachen kann.

Die Folge ist die Unfähigkeit, sich zu konzentrieren, Neues aufzunehmen oder sich an bestimmte Fakten zu erinnern. Beispiel: Blackout bei Prüfungen

---

Gefährlichste RISIKOFAKTOREN für Entstehung von Demenz
Außer dem oxidativen Stress, bei dem freie Radikale Schäden im Nervensystem anrichten, bewirkt der sogenannte *Nitrostress*, also die überschießende Bildung von Stickstoffmonoxid, einen Mangel an Vitamin *B12*.
Vitamin B12 ist gemeinsam mit B6 und Folsäure, unser wichtigster Schutz vor Homozystein, das als der größte Risikofaktor für Demenzerkrankungen gilt.

Neben Entspannungsübungen ist es vor allem regelmäßiges Laufen, das übermäßigen Stress abbauen kann. Auch schnelles Gehen, ist dafür schon empfehlenswert.

Das Gehirn wird beim Laufen mit doppelt so viel Sauerstoff überflutet wie beim Ruhen. Das verdoppelt auch die Denkleistungskraft, lässt das neuronale Netz unseres Gedächtnisses regelrecht „glühen" und ermöglicht, dass wir uns schneller und genau an das Richtige erinnern.

Übergewicht begünstigt die Entwicklung von Demenz

Zunehmendes Bauchfett, also der bekannte Rettungsring, gilt als neues Warnsignal. Das konnte in zahlreichen Universitätsstudien in den USA, Schweden und Japan nachgewiesen werden.

Bei Menschen, die bereits im mittleren Lebensalter einen deutlich vorstehenden Bauch und mehr als 100 Zentimeter Bauchumfang haben, ist das Risiko, später eine Demenzerkrankung zu entwickeln, deutlich erhöht.

Frauen sind durch den Verlust der Taille noch stärker gefährdeter, als Männer.

Die vermutliche Ursache ist das Fettgewebe, in dem Hormone produziert und gelagert werden. Dort entwickeln sich Entzündungsvorgänge unterhalb der wahrnehmbaren Schmerzgrenze. Dabei können wichtige Zellstrukturen, Blutgefäße und Nervenleitungen unbrauchbar gemacht oder sogar völlig zerstört werden Das kann dafür verantwortlich sein, dass Gehirnareale nicht mehr ausreichend versorgt werden.

Die Folge ist ein Absterben von Gehirnzellstrukturen, was ähnliche Schäden anrichten kann wie die Alzheimer-Krankheit.

Bessere Durchblutung kann das Erinnerungsvermögen regenerieren

Mögliche Verkalkungen in den feinsten Gefäßen, können die notwendige Versorgung der Erinnerungsareale im Gehirn behindern.

Viel Bewegung an frischer Luft, ausreichendes Trinken sowie Extrakte aus *Ginko biloba* oder auch *Knoblauch* vermögen diesen Prozess aufzuhalten.

> _**Das ist die gute Nachricht:** wir dürfen heutzutage praktisch darauf zählen, dass wir beim Feiern von Geburtstagen die Achtzig weit hinter uns lassen können._
>
> _**Die schlechte Nachricht ist:** dass viele Bürger hierzulande damit rechnen müssen, im Alter an chronischen Krankheiten zu leiden und im schlimmsten Fall Pflegepatienten werden._

Aber – wir können heute die, zunächst bedrohliche, Nachricht zu einer Chance machen, der man mit klugem Management begegnen kann.

Wenn wir uns interessiert kundig machen, über die Gefahren, die unserer Gesundheit bei riskanter Lebensweise drohen, kann die Möglichkeit ein Pflegepatient zu werden als wichtige Warnung verstanden werden, die, wenn sie rechtzeitig Beachtung findet, sogar im Umkehrschluss dazu beiträgt, sich sorgsam um eine stabile Gesundheit zu kümmern.

Unsere ganz persönliche Pflegeversicherung soll dann hauptsächlich daraus bestehen, dass wir unserem Körper, unserer Seele und unserem Geist die Stoffe zuteilwerden lassen, die genau den Schutz bieten, der nötig ist, um gesund alt werden zu können.

Unsere ach so schlaue Regierung hat stattdessen dafür die Pflegeversicherung erfunden, um sicherzustellen, dass ein sieches Alter dann auch wirklich finanzierbar ist.
Das mit der Pflegeversicherung ist in Wahrheit eine schlimme Falle, die langfristig gesehen in die Ausweglosigkeit führt.

**Allzu viele Menschen wollen dann auch „etwas davon haben", wenn sie so viele Jahre brav eingezahlt haben in diese vermeintliche Sicherung.**

In diesem Zusammenhang müssen wir uns unbedingt Gedanken über das Phänomen der sich selbst erfüllenden Prophezeiung machen.
Fatalerweise denken wir in dem versicherten Fall ja (freilich ganz unbewusst) heftig auf den gesundheitlichen SUPERGAU hin und versehen ihn mit unserer kostbaren und starken Gedankenenergie, die besser für gesundheitliche Zuversicht ihren Einsatz finden sollte.

Und von der wissen wir aus lebenslanger Erfahrung, dass sich unser Unterbewusstsein in einem solchen Fall gerne auf die Strümpfe macht, um „seinem Menschen" die Wünsche zu erfüllen, die ja so offensichtlich derart wichtig sind, dass sie üppig mit Geld und Gedanken versehen werden.

Nein, liebernicht. Eine Pflegeversicherung wirkt kontraproduktiv. Besser wäre ein Notfalltopf, den die Krankenkassen bereit haben, um unerwartete Gesundheitsprobleme auffangen zu können. Und der sollte wirklich nur selten zum Einsatz kommen. In Ländern wie Schweden wird das längst so praktiziert.

Wir haben jetzt die Chance, dafür zu sorgen, dass es zu größeren Gesundheitseinbrüchen nicht kommt. Und das ist gar nicht so schwer. *Das Zauberwort heißt „Prävention".*

Wer rechtzeitig dafür Sorge trägt, dass es seinem Organismus an nichts von dem fehlt, was er zu seinem optimalen Funktionieren benötigt, wer die Gelenke beweglich hält und für eine ausgeglichene Seelenlage sorgt, kann mit einem gesunden und jugendlichen Körper rechnen und mit einem Aussehen, dem man die Jahre nicht ansieht.
Auch die geistige Leistungsfähigkeit lässt dann kaum nach.

Es gibt so viele Protestbewegungen und Friedensbewegungen und Demonstrationen für Tiere und Natur. Wo aber ist die starke Gesundheitslobby? Wo ist die nachdrückliche Aufklärung über den Wert der Gesundheit und die deutlichen Warnungen vor dem, was passiert, wenn ...?

Wo ist die tägliche Motivation für Gesundheit und Energie in den Medien für die gesamte Bevölkerung? <u>Hier sind die Ansatzpunkte für eine echte finanzielle Entlastung des Gesundheitswesens.</u>

Wir aber wollen keineswegs auf Anweisungen von „oben" warten. Wir können durchaus unser Leben und unsere Zukunft selbst in die eigene Hand nehmen. Und das kann nicht früh genug beginnen.

Vom Kindergartenalter an müssen die Kleinen lernen, wie gesunde Ernährung und empfehlenswerte Lebensführung aussieht. Und sie müssen genau wissen, womit sie sich Schaden zufügen.

Es gibt nur eine Ecke im Kosmos, die wir aufräumen können, und das sind wir selbst.

Und dafür ist es nie zu spät. Nur wenige Menschen müssen mit Gebrechlichkeit im Alter rechnen – wenn sie rechtzeitig Vorsorge treffen. Die allerdings ist mit etwas Mühe verbunden, nicht aber mit dem Finanzieren der zu erwartenden Gebrechlichkeit.

Wer sich zu einem Instandhaltungsprogramm für Körper und Seele entschließt, wird das Konzept bald genauso selbstverständlich in seinen Alltag installieren, wie Duschen und Zähneputzen.

Es bedarf also eines klugen Konzeptes, das dann auch konsequent eingehalten wird.

Wer sich auf solche Weise schützt, kann unbesorgt in die Zukunft schauen und das eigene Alter als Bereicherung erleben, statt sich davor fürchten zu müssen.
Unzählige Studien beweisen, dass die meisten gesundheitlichen Probleme im Alter tatsächlich v e r m e i d b a r wären.
Für eine wirklich kluge Gesundheits-Vorsorge ist also das Stabilisieren weitaus wichtiger als das Finanzieren.

Dr. Küche und Dr. Garten

Ich stelle Ihnen mit diesen beiden erfahrenen Experten die besten Spezialisten vor, die es auf dem Gebiet des Anti-Aging gibt.

Sie sind die Geheimnisträger, die garantiert dazu verhelfen können, jung und elastisch zu bleiben und das biologische Alter weit nach hinten zu verschieben.

Das System, das sie uns bieten, ist sehr einfach und hat eine lange Tradition. Wie lang diese ist?

Nun, so lange, wie es Menschen gibt.

Über Tausende von Jahren wurden Erfahrungen mit der Heilwirkung der Nahrung und der Kräuter gemacht. Diese konnten von Generation zu Generation weitergegeben werden.

Das änderte sich erst, als die Kirche die Anwendung von Heilkräutern als Hexenwerk verfolgte und natürliches Heilen dem Teufelswerk zugeordnet wurde. Kostbares Wissen verschwand auf diese Weise.

Den Rest besorgte unsere Wohlstandsgesellschaft. In der Euphorie, die den Überfluss begleitete, gönnt man sich nun was. Und das ist von echtem Nutzen meistens weit entfernt.

Es herrscht heute weitverbreitet das „Prinzip Genuss"!

Bar jeder Vernunft wird der Körper viel zu oft mit genau der Nahrung belastet und überlastet, die der Gesundheit schweren Schaden zufügen kann und die dem Alterungsprozessen Vorschub leistet.

Und wer achtet schon sorgfältig auf Lebensmittelzusatzstoffe und ihre Nebenwirkungen, die sich oft erst nach Jahren oder Jahrzehnten offenbaren. Und wer denkt bei moderner Medizin, für die auch die Pharmaindustrie immer neuere Varianten entwirft, an Spätfolgen und schwere Vergiftungen, die sich im günstigsten Fall als Allergien und Unverträglichkeiten darstellen.

„Dr. Küche und Dr. Garten" treten mit ihren einfachen Methoden den Beweis an, dass die Natur genau die Mittel zur Verfügung hat, um Mensch und Tier zu strahlender Gesundheit und Jugendfrische zu verhelfen.

Wir sind also aufgefordert zu studieren, was Natur und die Tradition für uns bereithalten. Und wir sind eingeladen, uns an der Fülle der Angebote zu bedienen, die nützlich für unseren Körper, unseren Geist, unsere Seele sind.

Dabei wird es uns immer wieder neu überraschen, dass der so begehrte GENUSS keineswegs auf der Strecke bleibt, sondern den oftmals künstlichen Verheißungen der Nahrungsmittelindustrie geschmacklich locker den Rang ablaufen kann.

BSFF – das Unterbewusstsein als Bereitschaftsdienst

Jeder Mensch braucht einen treuen Freund, der immer zur Stelle ist wenn man ihn braucht und der auch dann liebevolle Unterstützung bietet, wenn man gar nicht an ihn denkt.

Seit geraumer Zeit trainiere ich die Kommunikation mit meinem Unterbewusstsein ganz intensiv. Und das mit für mich wunderbarem, gänzlich unerwarteten Erfolg. Mir war vorher nicht so wirklich klar gewesen was genau ich von diesem, meinem Unterbewusstsein erwarten kann. Natürlich wusste ich, dass es zu mir gehört und dass es im Verborgenen wirkt.

Dass ich mein Unterbewusstsein aber ganz gezielt steuern kann, dass es Order entgegennimmt und zuverlässig meine Wünsche erfüllt, das ahnte ich nicht.

Seit einiger Zeit lasse ich mich von meinem Unterbewusstsein durch den Tag begleiten. Durch jeden Tag! Und ich erlebe, wie mir alles, was ich tue und auch was ich plane, viel leichter fällt, seitdem ich vom Aufwachen an, mir meinen wichtigsten Kumpel, mein Unterbewusstsein an die Seite hole und mich erst am Abend mit seiner Hilfe vom Tag verabschiede. Dafür dann erhält es den Auftrag, mich in eine gute Nacht zu begleiten. Inzwischen wird diese gezielte Variante einer Meditation von mir und vielen meiner Lesern als absolut unentbehrlich betrachtet. Sie kann ohne Zeitaufwand täglich mehrfach angewandt werden und einen guten Beitrag zum Wohlfühlen leisten. Jeden Tag eben!

Denken und Fühlen sind mächtige Energiekräfte, die überraschend oft auch Unmögliches möglich machen können.

Der namhafte amerikanische Psychologe *Larry Phillip Nims* entwickelte das Verfahren **BSSF: Be Set Free Fast** aus der Methode es **Meridianklopfens**.
Ich habe mir erlaubt, diese wirkungsvolle Behandlungsweise in sehr vereinfachter Form, praktisch für die Sofortanwendung, den Meridian-Energie-Techniken, die ich zur Selbst-

heilung (Japanisches Heilströmen, Meridianklopfen) vorstelle, anzufügen. Es ist leicht zu verstehen und kann tatsächlich auf der Stelle ausgeführt werden.

Solche kleinen „Minutenmeditationen", wie ich sie meine, eignen sich wunderbar für die sanfte Selbstheilung von Körper, Geist und Seele und verleihen dem Anwender die Zuversicht und die Heilgewissheit, die erfolgreiches Handeln auf jeder Ebene erst möglich macht.
Wer sich mit dieser Methode intensiv befassen möchte, findet sie in der originalen Fassung und vielfach auch in verkürzter Form (modifiziert durch diverse Therapeuten) im Internet.

Es geht hierbei um das Sprengen von emotionalen Fesseln, die auf körperlicher, geistiger und seelischer Ebene wirken und Heilungen auf allen Ebenen behindern.

Solche Blockaden sind aufgrund unbewusster Glaubenssätze entstanden, die seit frühester Kindheit Einfluss auf unsere Befindlichkeit und unser Handeln ausüben und beispielsweise folgende Ursachen haben können:

- negative Erfahrungen
- Zurückweisungen
- erlebte Verluste
- erlebte Gewalt
- negative Prägungen durch Erziehung
- traumatische Erlebnisse
- Gewohnheiten
- Anschauungen in Familie und Umfeld
- Erwartungen des sozialen Umfeldes an uns
- Eigene negativer Erwartungshaltung
- Verweilen in einer Opferrolle
- kritisches Umfeld u. v. a. m.

Genau aus solchen Lebensthemen entwickelt sich emotionaler Stress, der seinen Ausdruck in Wut, Angst, Resignation, Verzweiflung, Hass, Einsamkeitsgefühlen, Neid, Panik, Mutlosigkeit und Erfolglosigkeit findet.

BSFF ist eine einfach anzuwendende Methode, die mit *Code-Schlüsselwörtern* arbeitet. Dabei erhält das Unterbewusstsein einmalig eine Programmierung (Codierung) und ist danach in der Lage, Order von „seinem Menschen" entgegenzunehmen und die „Aufträge" selbstständig auszuführen. Diese Installation wirkt dauerhaft und verhindert ein Zurückfallen in die alten Muster.

Fakt ist, dass das Unterbewusstsein mit dem Inneren Heilsystem (Regenerationssystem, Reparatursystem) verbunden ist und diesem als unmittelbarer Nachrichtenübermittler übergeordnet ist.

Es geht darum, diesem unserem Unterbewusstsein in einer Weise Aufträge zu erteilen, die von ihm verstanden werden. Körper, Geist und Seele eines Menschen sind von der Natur grundsätzlich für Gesundheit und Heilsein eingerichtet.
Erst unsere Lebensweise, unsere Denkweise und die Umwelteinflüsse sind die Gründe dafür, dass es in diesem eigentlich robusten Funktionssystem zu Irritationen kommt, die zu Krankheiten führen und Heilung nicht zulassen oder verzögern.

BSSF vermag solche Störfaktoren zu identifizieren und selbsttätig aus dem System zu entfernen. Selbstzerstörerische Programme können dann nicht mehr wirken.

Mit der Anwendung von BSFF ist es einfach, für j e d e s aktuelle Problem die Hilfe des Unterbewusstseins in Anspruch zu nehmen.
Dieses nämlich tut, was möglich ist, um „seinem Menschen" die nötige Unterstützung zu bieten. Diese Hilfe erstreckt sich auf alle Themen die für HEILSEIN und Lebensqualität im weiteren Sinn zuständig sind.

Um Ursachen von tief verwurzelten Glaubenssätzen loszuwerden, kann man die Hilfe des Unbewussten erhalten, wenn das Anliegen deutlich kommuniziert wird.

Ich will hier eine ganz einfache Variante vorstellen, die tatsächlich auf der Stelle und im Alltag von Jedermann angewandt werden kann.

Ich habe dafür sozusagen eine Soft-Version entwickelt, von der bereits wirkungsvolle Hilfe zu erwarten ist.

Dafür verwende auch ich ein Codewort, das ich jeweils **vor meinem Anliegen und nach meinem Anliegen** an das Unterbewusstsein richte. Ich verzichte für diese einfache Variante, die ich als Alltagsvariante betrachte, auf die von *Nims* empfohlene **Basis-Codierung**, in der das Unterbewusstsein auf alle Maßnahmen eingeschworen werden soll, die für die möglichen Problemlösungen in Betracht kommen. Diese Vorgehensweise ist für sorgfältige therapeutische Behandlungen sicherlich wichtig und richtig, kann aber auch für die Selbstbehandlung angewandt werden, wenn man sich ganz intensiv mit dieser Methode befassen möchte und sich ausführlich selbst therapieren will.

Für die Eigenhilfe empfehle ich erst einmal, praktisch als Einstieg, ganz einfache Schritte. Ich wähle ein schönes Wort, das ich spreche oder denke, wenn ich meine Kommunikation beginne und auch, wenn ich sie beende. Damit signalisiere ich meinem Unterbewusstsein, dass jetzt ein Auftrag kommt und danach, dass der Auftrag beendet ist. Ansonsten vertraue ich meinem Unterbewusstsein und überlasse ihm den Weg, den es mir weisen will und die Maßnahmen, mit denen es mich unterstützen möchte.

Beispielkommunikation mit meinem Unterbewusstsein:

1. Ich lege meine flache Hand auf die Thymusregion, die als „Eingangspforte für das Unbewusste" bezeichnet wird.
2. Ich wähle ein Codewort, das mich künftig begleiten wird, hier beispielsweise „Seele"
3. Ich formuliere: „Seele"
4. „Liebes Unterbewusstsein, bitte hilf mir heute dabei, mich gut zu fühlen und den Tag voller Tatkraft und mit reichen Ideen zu verleben. (hier kann ich alle Anliegen formulieren, die ich habe) Ich danke Dir für Deine Unterstützung."
5. „Seele"

Ich selbst nutze diese Methode ganz oft am Tag und bitte dabei zum Beispiel um mehr Power, darum, bei bestimmten Dingen die richtige Entscheidung zu treffen, mich in speziellen Situationen diplomatisch zu äußern, aber auch, dass mir Pläne gelingen. Oder ich bitte darum, dass ich Lernaufgaben besser gewachsen bin, dass ich für einen Mittagsschlaf gut abschalten kann, dass ich für bestimmte Unternehmungen gute Inspiration bekomme, dass ich für mein Schreiben gute Ideen umsetzen kann und noch Vieles mehr. Je öfter ich für alle meine Aktivitäten mein Unterbewusstsein bemühe, desto müheloser gehe ich die großen und kleinen Schritte, die ich täglich machen möchte.

In mir wächst mit jeder Anwendung die Gewissheit, dass mir mit dieser Unterstützung, die ich praktisch „einfordere", alles, was ich anpacke, deutlich besser gelingt, dass mir alles leichter fällt.

Es empfiehlt sich, mehrfach am Tag BSFF anzuwenden. Wenn man daran denkt beispielsweise oder irgendwo wartet oder auf der Straße läuft oder einfach öfter mal zwischendurch. Alleine durch das Murmeln des Codewortes (auch ggf. gedanklich) und das Benennen des Problems (auch gedanklich), kann der mentale Weg für dessen Lösung initiiert werden. Mit Anwendung dieser Methode kann ich ein Training nutzen, das dabei hilft, den eigenen Körper und seine Reaktionen besser kennen zu lernen, ihm und seinen Heilmöglichkeiten zu vertrauen und ihn tatsächlich als wichtigsten Verbündeten für körperliche, geistige und seelische Kraft zu gewinnen und mit Selbstverständnis zu nutzen. Und dafür brauche ich kaum zusätzliche Zeit, keinen Kraftaufwand und keine Vorkenntnisse. Ich selbst schätze diese Kommunikation mit meinem Unterbewusstsein sehr und habe sie fest in meinen Tagesablauf eingebaut. Es hilft mir, wenn ich verzagt bin, auch mal traurig, wenn ich unsicher bin oder einen Rat brauche. Immer wieder staune ich darüber, dass mein Unterbewusstsein mir die Idee für eine kluge Lösung von Problemen gibt oder mir einen Weg aufzeigt, der, hinführt zu einem angepeilten Ziel. Ich versäume es nicht, mich bei meinem Unterbewusstsein regelmäßig zu bedanken. Dafür gibt es genug Grund.

Es ist ein gutes Gefühl, dass mein zweites ICH neben mir läuft und mir Halt und Unterstützung bietet. IMMER! (Siehe Artikel „DANK ….!)

Meine Körperhaltung ist eine wichtige Botschaft an mich und andere

Man hört heutzutage kaum noch die Ermahnung, die wir als Kinder von unserer Großmutter, ständig im Ohr hatten: „Sitz gerade, lass Dich nicht hängen, achte auf Deinen Rücken!"

Das waren und sind noch heute gute und sinnvolle Ratschläge. Aber es ist mindestens genauso wichtig, jungen Menschen zu erklären, dass die aufrechte Haltung mitbestimmt, wie *ihr Lebensweg, ja sogar der Schicksalsweg* verläuft.

Ich will an dieser Stelle nicht weiter auf den gesundheitlichen Wert einer Wirbelsäule hinweisen, die „im Lot" ist. Darauf werden wir in dem Kapitel *Cranio-Sacral-Methode* eingehen. Vielmehr will ich einmal beleuchten, welche psychischen Auswirkungen eine schlaffe, schiefe oder nachlässige Haltung hat.

Ich selbst bin es nämlich, die/der dem eigenen Körper signalisiert, wie die eigene Befindlichkeit sich darstellt.

Sitze, stehe, gehe ich aufrecht, mit stolz erhobenem Kopf, die Schultern zurückgenommen, den Brustkorb herausgestreckt, fühle ich mich auf der Stelle besser.

Das Signal, das mein Körper von mir empfängt, lautet dann:
- ✓ Ich bin stolz
- ✓ Ich bin ein Sieger
- ✓ Mir gelingen die Dinge, die ich anfasse
- ✓ Ich bin von mir und meinen Ideen überzeugt
- ✓ Ich stehe über den Dingen oder Anfeindungen
- ✓ Ich bin gesund
- ✓ Ich bin voller Kraft
- ✓ Ich bin leistungsstark
- ✓ Ich habe Selbstvertrauen

Das Signal, das meine Umwelt durch meine Haltung empfängt, lautet:

> ➢ Da kommt ein erfolgreicher Mensch o
> ➢ Diesem Wesen kann man vertrauen
> ➢ Er/sie kann sich durchsetzen
> ➢ Er/sie traut sich etwas zu
> ➢ Er/sie ist ausdauernd o Er/sie ist „aufrecht"
> ➢ Von diesem Menschen kann ich Schutz erhalten
> ➢ Dieser Mann, diese Frau lässt sich durch nichts erschüttern

Meine Mitmenschen beurteilen mich zu allererst nach meiner Haltung. Hier entsteht häufig der erste, der wichtigste Eindruck.
<u>Und für diesen ersten Eindruck gibt es keine zweite Chance!</u>

Eine Person kommt daher. Blitzschnell wird sie eingeschätzt: Wie sieht sie aus, wie mag ihr Charakter sein, was ist sonst von ihr zu halten?
Nicht umsonst spricht man z. B. von „geduckter Haltung", sie verkörpert in unserer Vorstellung oft Verschlagenheit oder Angst. Oder der Mensch lässt sich hängen". Die Mutmaßung liegt dann nahe, dass man einen Loser vor sich hat, der sich leicht fürchtet oder vor Verantwortung davonläuft. Andere zeigen „Haltung"! Diese stehen wie ein Baum. Lassen sich auch in Krisenzeiten nicht erschüttern.

Die stattliche Spaziergängerin – Erfahrungssplitter aus dem Kurpark
Ein interessantes Erlebnis führte mir und anderen einst die Bedeutung der Körperhaltung deutlich vor Augen.
Über viele Jahre hin betreute ich Trennkost-Urlauber, die abnehmen wollten in dem schönen Kurhaus-Hotel Bad Salzhausen. Bei gutem Wetter saßen wir alle nach dem Sport auf der Sonnenterrasse und diskutierten über gesunde Ernährung.
Eines Nachmittags saßen meine Gruppe mit etwa 20 Teilnehmern und ich in der Sonne und feierten gemeinsam bei einer Tasse Tee die ersten Erfolge in Sachen Gewichtsreduktion. Denn dies war ja für die meisten Urlauber der Grund gewesen an dem Urlaubsseminar teilzunehmen.

Jeder einzelne von ihnen hatte eine Riesensehnsucht nach seiner Idealfigur und der (vermeintlich) verloren gegangenen Attraktivität.

Die realen oder aber auch die nur eingebildeten oder teils nur gering vorhandenen Überpfunde, hatten oft viele Jahre überschattet und wurden meist sogar als Grund für Enttäuschungen angesehen, die sich im Privatleben oder im Berufsleben summiert hatten. Wohl niemand in der Runde war mit sich, seinem Wohlgefühl oder erst recht nicht mit seinem Äußeren zufrieden.
Freilich drehten sich unsere Gespräche um genau dieses Thema und darum, wie langfristig für Abhilfe gesorgt werden könnte.

Schlankheit, Schlankheit – ja das war der Dreh- und Angelpunkt aller Wünsche, Träume, Vorstellungen und Gespräche mit meinen Kurgästen.

Was nutzte mein Vorhalt, dass ein ganzes Bündel von Maßnahmen erforderlich sei, um ein glückliches und erfülltes Leben zu führen. Die schlanke Figur sei doch nur e i n Punkt unter vielen Möglichkeiten.
Ich redete mir den Mund fusselig, wenn ich versicherte, dass die Wirkung eines Menschen kaum von der Anzahl seiner Pfunde abhinge. Das Wesen, das Strahlen seiner Augen, der ganze Gesichtsausdruck würde eine viel größere Rolle spielen. Und eben die Haltung. Meine Gruppe aber mochte darüber nichts hören, war taub für meine mahnende „Stimme der Vernunft".

Schließlich hatte man sich darauf verlassen, dass mit den schmelzenden Pfunden das Maß an Glück deutlich zunehmen, ja sich überhaupt erst einstellen würde. Ganz nach dem Motto: Dem Schlanken gehört die Welt!"

Plötzlich tauchte, wie von mir bestellt, eine schöne Frau an der Terrassentür auf. Sie war groß, durchaus füllig und in ein duftiges, maisgelbes Gewand gehüllt, das ihre üppige Figur umspielte. Es reichte bis zur Mitte ihrer braungebrannten Waden. Ihre nackten, gebräunten Füße steckten in goldledernen Sandalen, die die leuchtend orangefarben lackierten Zehennägel frei ließen. Die blonden Haare hatte die Frau zu einem dicken Knoten in ihrem Nacken geschlungen. Diese Sonnenfee ging, nein sie schwebte stolz, mit hoch erhobenem Kopf, an uns vorbei. Ihr schöner Gang war so spektakulär, dass das Männeken, das mit ihren Taschen hinter ihr hereilte, kaum wahrzunehmen war.

Meine ganze Gruppe schaute hingerissen die Frau an. Als sie an uns vorbeiging, drehten sich die Hälse nach ihr um. Mit zum Teil offenem Mund wurde ihr nachgesehen. Welch eine Erscheinung!

Dabei war die Dame noch nicht einmal superschön im heute genormten Sinn. Erst recht nicht blutjung. Vielleicht zählte sie 45 oder 48 Lenze. Aber sie war überaus eindrucksvoll und alle Anwesenden bewunderten den königlichen Gang und die Ausstrahlung dieser Frau.

Atemberaubend – so fanden wir alle ihren Auftritt. Hinreißend, ein Hingucker! Eine Königin!

Wir sahen uns alle an und wir lachten uns an. Es musste nichts mehr gesagt werden. Jeder in der Runde hatte die Frau bewundert und jeder hatte sich so seine Gedanken darüber gemacht, was ihr Erscheinen in uns auslöste.
Nein, eine Figur, wie sie jedem meiner Gäste vorschwebte, hatte sie sicherlich nicht. Aber diese Haltung...! Und sie schien von innen zu leuchten, selbstbewusst, wie sie an uns verbeischritt.

Der stolze Gang und die Haltung der Spaziergängerin vermittelten diesen überaus attraktiven Eindruck, der alle Anwesenden regelrecht in ihren Bann gezogen hatte.

Die Ausstrahlung eines Menschen wird maßgeblich von seiner Haltung bestimmt. Die damit auszulösende Magie steht jedem von uns zur Verfügung. Wie man das für sich selbst auch erreichen kann? Das ist doch eigentlich ganz leicht: Wie sagten schon unsere Großmütter? Wie Du kommst gegangen, so wirst Du empfangen ...!

Körperhaltung und Psyche

Der aufrechte Gang – er soll für die Seele wichtig sein? Aber wieso ist das so?

Weshalb braucht es die Seele, dass wir aufrecht gehen?
Der aufrechte Gang unterscheidet den Menschen vom Tier. Es wäre für uns ja unvorstellbar, müssten wir auf allen Vieren durchs Leben gehen. Denn die allermeisten Tätigkeiten, die wir heute mit großer Selbstverständlichkeit verrichten, könnten wir dann gar nicht ausführen.
Der aufrechte Gang erst ermöglicht uns, bei stabiler Körperhaltung freilich, Arme und Hände uneingeschränkt zu benutzen. Das tragende Element dafür ist die Wirbelsäule. Sie ist nicht nur Halt und Stütze, sondern sie federt durch ihre angedeutete S-Form auch einwirkende Kräfte ab, die beispielsweise beim Gehen, Tanzen, Klettern oder Hüpfen entstehen.
Allerdings funktioniert das alles nur dann, wenn durch eine exakte Körperhaltung die dafür nötige Flexibilität gewahrt bleibt.

Viele Menschen gehen abgeknickt, vornübergebeugt, mit hängenden Schultern, eingeengtem Brustkorb und gesenktem Kopf oder in schiefer Haltung durchs Leben. Sie sitzen eingesunken, gekrümmt und gehen mit wenig elastischem Gang durchs Leben.

All dies hat zur Folge, dass sich die natürlichen, abfedernden Kräfte der Wirbelsäule verschieben und von anderen Körperteilen, beispielsweise den Kniegelenken, abgefangen werden müssen.
Rückenschmerzen, Knie- und Hüftgelenkprobleme, Verspannungen oder Kopfschmerzen sind mannigfaltige Folgen.
Ebenso problematisch ist eine seitliche Schiefstellung der Wirbelsäule. Sie tritt in der Hauptsache durch unterschiedliche Beinlängen auf, was übrigens häufiger der Fall ist als man glaubt, viel öfter nämlich als die krankhafte Veränderungen eines Hüftgelenks, die aber auch eine Folge eines asymmetrischem Skelettsystems sein kann. Auch das kann der Grund dafür zu finden sein, dass der abfedernde Effekt der Wirbelsäule eingeschränkt ist.

Je länger einseitige Belastungen auf die Wirbelsäule einwirken, desto leichter kommt es zu Veränderungen der fixierenden Muskulatur. Das birgt dann die Gefahr von Rückenschmerzen und Bandscheibenvorfällen in sich.

Energien müssen ungehindert fließen

Haben Sie schon einmal an Ihren feinstofflichen Körper gedacht? An Ihre Aura?

Unzählige Energiebahnen, die sogenannten Meridiane, leiten die feinstoffliche Energie (Chi oder Prana) durch den gesamten physischen Körper und versorgen ihn so mit der nötigen Lebensenergie.

Von der Akupunktur, dem Japanischen Heilströmen, dem Meridian-klopfen und der Akupressur wissen wir, dass ein ungehinderter Energiefluss für Gesundheit und Wohlbefinden die Voraussetzung für Heilsein des Körpers und der Seele ist.

Eine gekrümmte Körperhaltung jedoch kann diesen Energiefluss blockieren oder sogar gänzlich unterbrechen, was dann sehr schnell zu disharmonischen Energieverhältnissen führt.

So kann sich beispielsweise durch einen abgeknickten Oberkörper ein Energiestau im Bereich des Herzens oder des Magens bilden, was natürlich Auswirkungen auf die dazugehörigen Organe hat.

Durch herabhängende Schultern kann auch das Atemvolumen erheblich eingeschränkt werden, was sich auf die Vitalfunktion der Lunge und somit auf die Notwendigkeit dee ungehinderten Atmens auswirken kann.

Ein Energiestau an den verschiedenen Stellen des Körpers zieht unweigerlich einen Energiemangel nach sich. Dieser zeigt sich dann oftmals im Bereich der Schilddrüse, des Kopfes oder des Unterleibes.

Denn, wenn ein Organbereich energetisch mangelversorgt wird, können sich schon alleine hieraus entsprechende Krankheitsbilder entwickeln.

Sie sehen, wie wichtig es ist, sich eine exakte Körperhaltung bewusst zu machen, und das nicht nur im Hinblick auf Wirbelsäule und Gelenke.

CranioSacral-Therapie kann Wunder bewirkten

An anderer Stelle in diesem Ratgeber widme ich dieser genialen Behandlungsweise ein ausführliches Kapitel. Nur so viel sei schon mal gesagt: die grandiosen Heilerfolge dieser Methode beruhen darauf, dass die Wirbelsäule ins Lot gebracht wird und damit die Voraussetzung geschaffen wird, dass das gesamte Skelettsystem in eine gesunde Symmetrie kommt.

Damit wird die Basis für optimales Funktionieren aller <u>körperlichen</u> und <u>seelischen</u> Regelkreise geschaffen.

Körperhaltung und Psyche

Wir können uns täglich davon überzeugen, wie wichtig unsere Haltung für die körperliche Gesundheit ist. Doch kommen wir zu der Seele. Wer denkt schon daran, dass unsere „seelische Haltung" auch eng mit der „Körperhaltung zusammenhängt.

<u>„Alles lastet auf meinen Schultern", klagen viele Betroffene.</u>

Und tatsächlich: Sorgen können einen Menschen niederdrücken, und das im wahrsten Sinne des Wortes. Der Oberkörper ist gebeugt, der Kopf gesenkt. Die Schritte sind klein und der Gang wirkt kraftlos. Eine lasche Körperhaltung wirkt sich fatalerweise auch ungünstig auf die Seele aus

Doch gerade in einer Zeit psychischer Belastungen kann eine bewusste, aufrechte Körperhaltung Wunder wirken.

Ich lade Sie zu einem kleinen Test mit sich selber ein

Stehen Sie auf und stellen Sie sich ganz bequem hin, ohne jegliche Muskelspannung. Spüren Sie, wie Ihr Kopf sich senkt? Sie schauen jetzt auf den Fußboden und Ihre Atmung ist eingeschränkt.

Dann aber schieben Sie die Wirbelsäule in den Brustkorb. Schon fast automatisch ziehen sich Ihre Schultern zurück, wodurch der Kopf angehoben wird. Und wo schauen Sie nun hin? Richtig! Nach vorne, zielstrebig und selbstbewusst. Ihr Blickfeld hat sich um Dimensionen erweitert, die Atmung ist freier und tiefer geworden.

Hat man nicht plötzlich das Gefühl, selbst größer geworden zu sein, die Sorgen aber kleiner? Sieht nicht die Welt jetzt gleich vielfältiger, bunter und freudiger aus? Ohne Zweifel. Ein solch kleiner Trick mit SOFORTWIRKUNG, schafft in allen Lebenslagen eine positive Befreiung und erhöht das Selbstvertrauen.

Es lohnt sich also darauf zu achten, in jeder Lebenslage Haltung zu bewahren. Auch dann, wenn einem eigentlich gar nicht danach zumute ist, man sich lieber ganz klein machen möchte.

Ich habe überhaupt keine Zeit für Sport!

Dafür ist gar keine Zeit nötig, wetten dass ...? Diesen Artikel habe ich für Leute geschrieben, denen ich die allerletzten Ausreden nehmen möchte.

Ach ja, die Einsicht, mehr Bewegung in den „sitzenden Alltag" zu bringen, hat wohl jeder. Die guten Vorsätze sind Legion.

Der Sportarzt der Nation, *Dr. Müller-Wohlfahrt* hat mit seinem Buch „Mensch, beweg Dich" so richtig den Nerv der Leute getroffen, der ohnehin total mit schlechtem Gewissen besetzt ist.

Einsicht ist das eine, der echte und ehrlich gemeinte Vorsatz das andere, und die letztendliche Durchführung aller guten Absichten noch einmal eine davon völlig verschiedene Angelegenheit.

Dabei besteht nicht der geringste Zweifel daran, dass „Bewegung" in die zivilisierte Menschheit gebracht werden muss.

Den Teilnehmern meiner unterschiedlichen Seminare, die ich über 30 Jahre lang gegeben habe, machte ich eindringlich klar, dass es zwar immens wichtig ist, sich richtig zu ernähren, es kommt schließlich entscheidend auf eine ausreichende Nährstoffzufuhr an, sonst kann der „Motor Mensch" einfach nicht ordnungsgemäß funktionieren. Aber gleich danach schilderte ich die Notwendigkeit eines regelmäßigen Körpertrainings.

Meine Ratschläge werden von vielen der Teilnehmer auch gut umgesetzt. Es ist für mich eine Freude, wenn mir berichtet wird, dass der Besuch des Fitnesscenters jetzt regelmäßig stattfindet. Sogar Ehepartner können dazu motiviert werden, dreimal wöchentlich eine kleine oder größere Joggingstrecke zu absolvieren. Oder Gymnastikgruppen werden besucht, es wird wieder Fahrrad gefahren, zu Fuß gegangen, statt die Strecke mit dem Auto zurückzulegen, u. v. a. m..

Kurzum, etwas mehr Bewegung ist in die oftmals schon steife Gesellschaft gekommen.

Damit das auch so bleibt, schreibe ich heute unermüdlich über dieses Thema. Denn sogenannte Couchpotatoes müssen mit unangenehmen Folgen für ihr Energielevel rechnen.

Die Natur lässt ja alles verkümmern, was nicht benutzt wird. In diesem Fall geht es um Muskeln, Knochen, Gelenke, Bänder und Sehnen.

Wo Muskeln schwach werden, wo Knochensubstanz mürbe wird, wo die Auskleidung von Gelenken sich zurückbildet, wo Bänder und Sehnen ihre Elastizität verlieren, kommt es unweigerlich zum Abbau und demzufolge früher oder später zu Schmerzen.

Die Hälfte unserer Mitbürger über 40 Jahre leidet schon jetzt an Arthrose. Das ist ein unaufhaltsam fortschreitender Gelenkverschleiß mit Entzündungsreaktionen und dadurch Knorpelschwund.

Für unser gesamtes Skelettsystem bilden die Muskeln ein wichtiges Stützkorsett, das für Entlastung, aber gleichzeitig auch für Stabilität sorgt. Knorpel sind als Auskleidung der Gelenke für die Geschmeidigkeit der Bewegungen zuständig.
Wir müssen, wollen wir bis ins hohe Alter einen funktionstüchtigen Körper haben, diesen regelmäßig trainieren.

Es gibt eigentlich niemanden, der das nicht einsieht. Dennoch rechnen mir einige meiner Damen und Herren vor, dass ihnen absolut keine Zeit für irgendeine Art von Körperertüchtigung bleibt.

Weil ich diese Aussage (oder Ausrede ...?) oftmals zu hören bekomme, habe ich mir vorgenommen, sie kräftig zu entkräften. Mein Konzept für eine wirkungsvolle Körperertüchtigung ganz ohne Zeitaufwand möchte ich hiermit vorstellen.

Erforderlich dafür ist keine einzige Minute zusätzliche Zeit. Es genügt die Absicht, sofort damit zu beginnen.

Dieses System kann überall, wirklich überall durchgeführt werden. Im Hausfrauenalltag genauso wie im Bürobetrieb oder auch, wenn man/frau viel unterwegs ist. Das Programm umfasst alle Muskelgruppen und kann zumeist, von Mitmenschen unbemerkt, während des gesamten Tages ausgeübt werden. Jede der vorgesehenen Übungen wird ohnehin notwendigerweise ausgeführt. <u>Nach meinen Vorgaben jedoch sind sie bewusst in ein Trainings-Segment umgewandelt.</u>

Es geht dabei um ISOMETRISCHE Übungen, die vor vielen Jahren hoch in Mode kamen, nun wieder unverständlicherweise in Vergessenheit geraten sind, denn sie sind hocheffektiv und können sogar bei Flugreisen oder im Krankenbett ausgeführt werden.

Man kann gegen die Sportmuffelei also auch „tricky" vorgehen:

- ✓ *Sie stehen aus einem Sessel/Stuhl auf.* Sie stellen sich hoch auf die Zehenspitzen, Po angespannt und verharren dort einen Moment.
- ✓ *Sie setzen sich langsam*, mit angespannten Bein- und Po-Muskeln, dann langsam entspannen. Die Zehen werden weit nach oben gebogen. Verharren, entspannen.
- ✓ *Während des Schreibens* / Telefonierens / Sprechens mit Kollegen oder Mitarbeitern werden folgende Muskelgruppen für 5 Sekunden angespannt, dann wieder völlig entspannt: Fußmuskeln, Waden, Kniemuskeln, Oberschenkel, Gesäßmuskeln, Bauch, Rücken, Hände zur Faust ballen (jeweils 5 Sekunden) und wieder öffnen, Unterarme, Oberarme, Nacken.
- ✓ *Beim Arbeiten* wird der aufgerichtete Oberkörper mal ganz nach links, mal ganz nach rechts gedreht. Auf die gleiche Weise wird der Körper seitlich gebogen.
- ✓ *Beim Telefonieren* wird der Kopf, ohne den Oberkörper zu bewegen, erst weit zu einer Seite, dann zur anderen Seite gedreht, dabei jeweils ein Arm weit nach hinten, dann von oben nach hinten gestreckt.
- ✓ *Beim Bücken* werden die Knie durchgedrückt, der Po beim Aufrichten angespannt.
- ✓ *Beim Gehen* wird der Fuß gänzlich abgerollt, das hintere Bein gestreckt die PoMuskeln im Wechsel angespannt und entspannt.
- ✓ *Beim Treppensteigen* werden die Po-Muskeln angespannt und entspannt, bei der nächsten Stufe die Beckenbodenmuskeln angespannt, dann entspannt (sehr wichtige Übung).

- ✓ **Beim Gehen** durch die Tür den oberen Türrahmen berühren mit einer Hand den oberen Türrahmen beim Zurückkommen mit der anderen Hand berühren, den Körper dabei so weit hoch strecken, wie es möglich ist.
- ✓ **Zwischendurch** wird/werden stehend eine Hand gegen die Wand gedrückt (5 Sekunden und entspannen), die Po-Muskeln angespannt (5 Sekunden und entspannen) jeweils ein Bein nach vorne, dann weit nach hinten geschlenkert.
- ✓ **Beim Lesen** beide Beine öfter mal in die Waagerechte heben, im Wechsel dazu jeweils ein Bein in die Waagerechte heben und jeweils halten.
- ✓ **Beim Tanken** oder Warten auf etwas auf die Fußspitzen erheben, auf-und nieder wippen (Venenpumpe).
- ✓ **Beim Telefonieren** am Schreibtisch oder anderen Tisch mehrfach am Tag einen weiten Ausfallschritt machen (Seite wechseln).
- ✓ **Beim Autofahren** spannen Sie den Po- und Oberschenkelmuskel öfter an.
- ✓ **Beim Kochen** beugen Sie den Oberkörper nicht nach vorn, sondern gehen leicht in die Knie, den Oberkörper aufrecht (das kleine Bücken ist besonders schädlich)

Merken Sie was? Keine Extra-Zeit ist nötig!

Gehen Sie nicht gleich in die Vollen bei den beschriebenen Alltagsübungen. Fünf Wiederholungen am Tag genügen für den Anfang. Denn – unterschätzen Sie diese „kleinen Übungen" nicht, sie sind nicht so harmlos und lasch, wie sie sich erstmal lesen und können Ihre Muskeln ganz schön zum Vibrieren bringen Nach einer Woche jeweils steigern Sie jede Übung um zwei Wiederholungen. Bauen Sie im Laufe der Zeit 20 von jeder Übung in Ihren Tagesablauf ein. Ich verspreche Ihnen, das wird zur lieben Gewohnheit! Nach nur 2 Monaten werden Sie sich nicht wiedererkennen. Sie sind beweglicher und aktiv wie lange nicht. Manches Alltags-Wehwehchen wird sich auf diese Weise auch sang- und klanglos verabschiedet haben. Und nicht nur die Muskeln werden stärker, auch die Neuronen sprießen.

Basteln Sie sich also bewusst auch neue Gehirnzellen mit ein wenig Sport! Einfach so nebenbei. Genial, was?

CranioSacral-Methode – das ist Regeneration an der Basis

Auf die Normalisierung der Struktur folgt die Funktion.

Die Ursache von Schmerzen und der Entstehung von Krankheiten ist in Unterbrechungen des Energiesystems zu finden. So ist es nur logisch, dass, wenn Gesundheit neu erobert werden soll, hier angesetzt werden muss oder wenn (energetische) Blockaden Gesundung und eine geplante Verjüngung behindern oder gänzlich verhindern. Die CranioSacral-Methode bietet dafür eine echte ganzheitliche Therapie.

Heilung muss von innen heraus geschehen, dafür ist es wichtig, die von der Natur angelegte Ordnung wiederherzustellen und entstandene Spannungszustände zu lösen.

Ich bin, auch aufgrund eigener Erfahrungen, von den Möglichkeiten dieser sanften, aber tiefgreifenden Energie-Methode derart überzeugt, dass ich Sie Ihnen unbedingt vorstellen, m u s s. Dies, obwohl sich ihre Anwendung *nur bedingt zur Selbsthilfe eignet* und deshalb auch nicht kostenfrei zu haben ist. So passt dieses Kapitel nicht so ganz in mein Buch, in dem ich Ihnen alle Maßnahmen zum Nulltarif versprochen habe. Die CranioSacral-Methode kann nachhaltig und wirkungsvoll nur von einer erfahrenen Therapeutin, einem Therapeuten angewandt werden. Und das gibt es nun mal nicht zum Nulltarif. Dennoch, ich finde es wichtig, dass Sie diese einzigartige Heilmethode kennen und wissen, dass hier im Bedarfsfall echte Hilfe zu erwarten ist, zudem diese Methode, meiner Ansicht nach, *eines der wichtigsten Anti-Aging-Mittel überhaupt, darstellt.*

Ihnen will ich heute die Wirkweise kurz erläutern, Ihnen aber insbesondere einige wenige *Selbsthilfeübungen* vorstellen, die sich hervorragend zur Prävention eignen, aber auch dafür, einen errungenen Gesundheitsstatus zu bewahren und zu festigen. Ich selbst führe diese Übungen seit Jahren aus. Sie gehören zu meinem täglichen, Gymnastikprogramm und werden *von meinem Ratgeber vorgestellt: „Keine Lust auf Sport!"* Schauen Sie sich diese einfachen Übungen an. Sie nehmen wirklich nur wenige Minuten in Anspruch, sind ganz leicht auszuführen und machen noch dazu Spaß. Ihre Gelenke werden es Ihnen danken.

Also doch auch wieder Nulltarif? Im Prinzip schon. Dann nämlich, wenn es darum geht, das wichtige CranioSacral-System unseres Körpers zu pflegen und zu aktivieren.

Wer sich jung erhalten will, findet in der Cranio-Sacral-Therapie ein sensationell wirkendes Anti-Aging-Programm, mit dessen Hilfe Aktivität, Entspannung und Zellerneuerung optimiert werden kann. Ich habe, gemeinsam mit der Heilpraktikerin, Frau *Anja Wanner-Moritz, die in Berlin* praktiziert, ein Buch über diese Methode geschrieben. Es heißt SANFTE HÄNNDE LÖSEN SCHMERZEN. Und ganz genau das kann diese Methode

Die CranioSacral-Methode
Die Bezeichnung für dieses System ergibt sich aus den beiden Begriffen

CRANIUM   knöcherner Schädel
SACRUM   zum Kreuzbein gehörend

Die CranioSacral-Therapie hat zum Ziel, die Bereiche des Körpers zu ermitteln, in denen es zu Einschränkungen und Blockaden gekommen ist. Solche Regionen stören die Gesamt-Funktionen.

Das Cranio-Sacrale System kann regulierenden Einfluss auf **alle Körperfunktionen** nehmen. Dafür gibt es folgende Erklärungen:

➢ Schädelnähte und Knochen werden aus Erstarrungen gelöst, dadurch finden Druckentlastungen im Gehirn statt. Das hat zur Folge, dass Nervenfunktionen und die Gesamtstatik sich normalisieren können.

➢ Die Faszien (Bindegewebe aus kollagenen Fasern, haben Haltefunktionen für Organe, Muskeln, Bänder) sind wieder frei beweglich, elastisch und finden zurück zu natürlicher Spannung.

➢ Das verbessert die Durchblutung, weil es nicht mehr zu einem Rückstau kommt, was die Versorgung mit Nährstoffen und Sauerstoff erschweren würde.

➢ Ein ungehinderter Lymphabfluss wird ermöglicht und es kommt damit zu einer verbesserten Ausleitung von Giftstoffen und damit zur Stärkung der Immun-abwehr.

> Entspannung der Hirnhäute, die ihren natürlichen Rhythmus wiederfinden können.
> Verklebungen, „Verwringungen" und Verhärtungen im Gewebe (Energiezysten), lösen sich.

Die Therapie

Der CranioSacrale Rhythmus ist an der Beweglichkeit der Schädelnähte und der Spannung der Hirnhäute erkennbar. Daraus kann auf die Situation der gesamten Wirbelsäule bis hin zum Kreuzbein geschlossen werden.

Durch Erfühlen sind Therapeuten in der Lage, Spannungszustände und Verklebungen im Gewebe zu ermitteln. Das Gewebe wird praktisch abgefragt nach der Richtung von Bewegungseinschränkungen, nach Wärmeabstrahlungen, nach Mimik, Gestik und der Körperhaltung des Patienten.

Die Faszien reagieren auf geringen Druck oder Zug von nur wenigen Gramm. Damit wird eine Signalwirkung auf das Gewebe ausgeübt, das auch nach der Einwirkung durch die/den Therapeutin/den Therapeuten selbsttätig weiterarbeitet an seiner strukturentwirrenden Funktion (unwinding).

Die Diagnoseermittlung ist oftmals identisch mit dem Therapieprogramm, bei dem verschiedene CranioSacral--Techniken eingesetzt werden.

Das wichtigste Ziel der CranioSacral-Therapie ist es, dass die Wirbelsäule und damit das CranioSacrale System als die Körpermitte, völlig ins Lot gebracht werden.
Ein einziger Wirbel kann durch Fehlstellung das gesamte System empfindlich stören, denn alle Funktionssysteme von Körper, Geist und Seele stehen in Zusammenhang und bedingen einander.

Beckenbodengymnastik
das diskrete, aber wichtige Training für Frauen u n d Männer

Beckenbodengymnastik gehört allemal zu wirkungsvollen Anti-Aging-Maßnahmen. Und das ohne Zeit- oder sonderlichen Kräfteaufwand.

Das regelmäßige Anspannen (z .B. 10- bis 20-mal und kurz halten) des Muskels, der auch den Urinfluss unterbricht, schützt vor Inkontinenz und noch schöner – die Übung belebt die Libido!

Den Gedanken an Beckenbodengymnastik weisen Männer meistens weit von sich. Sie meinen, das wäre Frauensache. Ist es auch, denn der Beckenboden wird im Laufe eines Frauenlebens meistens arg strapaziert. Das Alter spielt zudem diesem Organ oft übel mit und lässt es erschlaffen. Und das hat oft üble Folgen. Schwere Arbeit und Geburten tun ein Übriges dazu, dieses wichtige „Halteorgan" erschlaffen zu lassen. Dabei ist es wichtig, dass die Unterleibsorgane wie auf einer Hängematte ruhen, damit sie und an Ort und Stelle bleiben, wenn alles schön fest und straff ist. Wenn, ja wenn …
Aber – im Laufe der Jahre „ermüden" die Bänder, Sehnen und Muskeln, wenn hier nicht nachgeholfen wird. Es drohen dann Senkungen oder im schlimmsten Fall auch Inkontinenz. Und das kann Männlein wie Weiblein treffen.

Dabei ist es so einfach, mit Hilfe dieser winzig kleinen Gymnastik vorzubeugen. Und die kann man praktisch <u>im Vorübergehen</u> erledigen.

Das Geheimnis der Wirkung allerdings hängt von der Regelmäßigkeit ab, mit der die beiden Schließmuskel des Anus, der Vagina, respektive der Harnröhre wirklich täglich trainiert werden.

Im Übrigen kann hier auch oft noch eine gute Wirkung erzielt werden, wenn es schon zu Beschwerden gekommen ist. Oft normalisiert sich eine Gebährmuttersenkung oder eine beginnende Harn- oder Stuhlinkontinenz schon nach wenigen Wochen und drohende

Operationen können vermieden werden. Und die Einnahme von Medikamenten auch. Ich habe diesen Rat meinen Klienten vielfach gegeben, und kann mich nur wundern, dass diese wichtige Maßnahme in der Schulmedizin nicht nachdrücklicher eingefordert wird.

Kommen wir zu den Herren der Schöpfung. Wenn sich einmal herumgesprochen hat, dass so etwas Einfaches wie die Beckenbodengymnastik eine so bombastische Wirkung haben kann, macht man sich die Pharmaindustrie, die einen enormen Viagra-Umsatz macht, sicherlich nicht zu Freunden. Wenn Sie nämlich im Bett mehr Ausdauer haben, den Moment der Ejakulation besser kontrollieren wollen, Ihre Sextechniken verbessern möchten, kann man nur zur Beckenbodengymnastik raten.

Wieso mit solchem Training für Frauen und Männer eine Luststeigerung verbunden ist? Die Durchblutung im gesamten Unterleib wird angeregt und Hormonausschüttungen aktiviert.

Hier ist der Grund dafür zu finden, dass Menschen, die ein aktives Sexualleben führen, jugendlicher bleiben, als Mitbürger, die diese starke Energie nicht nutzen oder nutzen können. Auch wenn kein augenscheinlicher, medizinischer Grund vorliegt, das Beckenbodentraining therapeutisch anzuwenden, kann man dennoch empfehlen, diese einfachen Übungen grundsätzlich in den Tagesablauf einzubauen. Es erfordert überhaupt keinen Zeitaufwand, denn es kann immer und überall zwischendurch angewandt werden.

Überzeugen Sie sich von der gewaltigen Kraft, die eine Steigerung der Sexualkräfte mit sich bringt. Hier ist insgesamt ein riesiger Energiezuwachs möglich, den man nicht so einfach brach liegen lassen sollte.

Eigentlich brauchen Sie kaum eine Anleitung für die Übungen Betrachten Sie also die nachfolgenden Empfehlungen als Anregungen für lustvolle Übungen, die einen hohen gesundheitlichen, besonders aber präventiven Wert haben. Setzen, legen, oder stellen Sie sich hin und kneifen Sie den Schließmuskel zusammen, als wollten Sie den Harnstrahl anhalten. Gleichzeitig spannen Sie den Anus-Schließmuskel kräftig an. Wenn Sie die richtigen Muskeln zusammengezogen haben, spüren Sie einen leichten Zug der Muskeln nach oben und innen im Becken. Der Po, der Bauch und die Innenseiten der Unterschenkel können dabei mitangespannt werden. Spannen Sie die Schließmuskeln also so stark an wie nur möglich. Wiederholen Sie die Übung bis zu 10 Male. Versuchen Sie, die Anspannung jeweils bis zu 10 Sekunden zu halten.

Die Übungen sollten Sie mehrmals täglich durchführen. Etwas anstrengender wird es, wenn Sie die Muskeln erst 8 Sekunden zusammenziehen und im Anschluss daran versuchen, die Muskulatur mit 3-4-maligem, raschen Zusammenziehen noch weiter zu verschließen.

Damit Sie es nicht vergessen, die Trainingseinheiten wirklich regelmäßig zu absolvieren, bauen Sie sich kleine Erinnerungsanker. Denn gerade, wenn keine Beschwerden quälen, passiert es schnell, dass die genialen kleinen Übungen aus dem Gedächtnis entschwinden. Ich selbst ziehe automatisch den Beckenboden hoch, wenn ich eine Treppe betrete. So ist gewährleistet, dass ich mein „Übungssoll" erfülle. Aber auch andere Anker können als Eselsbrücken dienen, z. B., wenn man durch eine Tür geht oder den Kühlschank öffnet, beim Zähneputzen, Strümpfe anziehen oder sonstwas, das so zum Alltag gehört.

Hier ein paar kleine Übungstipps

- ✓ Beckenboden anziehen, wenn Sie sich bücken, und immer, wenn sie etwas Schweres aufheben.
- ✓ Setzen Sie sich auf eine Stuhlkante, die Füße auf den Boden und schieben das Beckenbei angespannten Oberschenkel- und Po-Musklen nach vorne.
- ✓ Stellen Sie sich hin, die Beine leicht gespreizt leicht ins Knie gehen und das Becken kreisen lassen.
- ✓ Hinstellen und erst das eine Bein heben und einen imaginären Fußball mit der FußInnenkante leicht wegkicken. Auch mit dem anderen Fuß (während Muskelspannung) Hinlegen, den Bauch nach oben heben und die Spannung halten.
- ✓ Hinknien, ein Bein nach hinten strecken, dann auf das andere Bein gehen

Für jede Position wird tief eingeatmet, 6-10 Sekunden halten, in der Spannung bleiben, entspannen und ausführlich ausatmen. Kurz pausieren.

Weshalb der Gleichgewichtssinn unbedingt trainiert werden m u s s

Wir alle haben es doch schon erlebt, dass der Gleichgewichtssinn uns ein wenig im Stich ließ, man sich festhalten musste, man sich etwas schwindelig fühlte oder etwas taumelig, nicht zielgerichtet geradeaus gehen konnte. Viele ältere Menschen nehmen es als schicksalsgegeben hin, dass sie eben nicht mehr so stabil auf den Beinen sind und ahnen nicht, dass auch ihre Hirnleistung direkt mit dem Gleichgewichtssinn in Verbindung steht und auch ihre Sehleistung und ihre Hörleistung beeinflussen kann.

➢ Das Gleichgewichtssystem (vestibuläres System) ist wichtig für die Wahrnehmung von Position und Bewegung des eigenen Körpers im Raum.
➢ Drei Bogengänge im Innenohr bilden das Drehsinnesorgan und sind mit zwei Vorhofsäckchen für lineare Geschwindigkeitsänderungen und Beschleunigung zuständig.
➢ Das vestibuläre System kooperiert mit dem visuellen System und den Sensoren aus Muskeln, Sehnen und Gelenken: Es ist zugleich Quelle als auch Adressat der Informationen über die Position des Körpers im Raum.
➢ Die Verschaltung mit den Augenmuskeln: der „vestibulo-okuläre Reflex" ermöglicht ein stabiles Bild trotz Körperbewegung.
➢ Störungen des vestibulären Systems führen zu Symptomen wie Schwindel, Orientierungslosigkeit und auch Übelkeit.

Das Gleichgewichtssystem steht mit sehr vielen Teilen des Gehirns in Verbindung.
Ein gut funktionierendes Gleichgewichtssystem ist eine der unabdingbare Voraussetzungen für gute kognitive Leistungen (Denkleistungen).

Auch die Fähigkeit, Zeiten einschätzen zu können und sich zeitlich zu orientieren hängt mit dem Gleichgewichtssinn zusammen.
Alle funktionsfähigen *Sinnessysteme* sind eine wichtige Voraussetzung für das Lernen und für angemessenes Verhalten. Im besonderen Maße gilt das für den GleichgewichtsSinn.

Unausgewogenheit des Gleichgewichtssinn können sich u .a. auch bei der schlaffen Haltung eines Menschen zeigen, also einer Körperhaltung, die keine Grundspannung aufweist.

Nachlassende geistige Leistungen bei älteren Menschen
Diese hängt oftmals mit der Schwächung ihres Gleichgewichtssinnes zusammen, wird aber nur selten damit in Zusammenhang gebracht.
Die gute Nachricht ist, dass sich der Gleichgewichtssinn wieder relativ leicht stabilisieren lässt - man kann ihn mit nur wenig Aufwand trainieren.

Leistungen, bereits bei Schülern, hängen oft mit Gleichgewichtssinn zusammen

1. An der Uni Potsdam wurde unter Leitung von Prof. Bittmann 2005 in einer Studie geprüft, ob es Zusammenhänge zwischen Gleichgewichtsleistungen von 11-jährigen Grundschülern und deren Schulleistungen gibt. Das Ergebnis war eindeutig. Die schwächeren Schüler und Schülerinnen zeigten zumeist auch schlechtere Gleichgewichtsergebnisse.

2. Auch in Hessen wurde ein breit angelegtes Screening-Projekt mit 3338 Personen durchgeführt, in dem das *Hören*, *Sehen* und das *Gleichgewicht* getestet wurde. Die Ergebnisse wurden in einen Zusammenhang mit den Noten in Mathematik, Deutsch und Sport gestellt. Auch hier bestätigte sich der Zusammenhang. Schüler mit einem schlechteren Gleichgewicht hatten auffallend oft schlechtere Noten. Erschreckend war der insgesamt hohe Anteil von Personen mit Gleichgewichts-auffälligkeiten in der untersuchten Personengruppe.

3. Das hessische Ministerium startete daraufhin ein Trainingsprogramm an Schulen, um die Gleichgewichtsleistungen zu verbessern. Vor dem Training wurden mit den SchülerInnen Leistungstests (Lesen, Schreiben, Rechnen) und Erhebungen des Leistungsstandes im fein- und grobmotorischen Bereich, sowie zu sozialen und emotionalen Faktoren im Schulumfeld durchgeführt. *Nach dem Training zeigten sich deutliche Verbesserungen der Leistungen* der Trainingsgruppe gegenüber der Kontrollgruppe in allen den Bereichen.

In der folgenden Darstellung werden die einzelnen Zusammenhänge verdeutlicht:
Gleichgewichtssinn steht in Zusammenhang mit:

Sozialverhalten	Unruhe, Unordnung, Konzentrationsschwäche, Vermeidungsverhalten, Desorientiertheit, unangemessenes Verhalten, Störverhalten, Respektlosigkeit, Kaspern
Emotionalität	Ängste, Unsicherheit, Zerstreutheit, geringeres Selbstbewusstsein, Kritikempfindlichkeit, impulsives Verhalten
Gedächtnis	geringe Merkfähigkeit, Lernschwäche
Verdauung	Darmkontrolle, Blasenkontrolle, Reiseübelkeit
Motorik	Stolpern, Hinfallen, Ungeschicklichkeit, überschießende Bewegungen, Trägheit oder Unruhe, Körpertonus (Hypotonie, Hypertonie = Verminderung oder Erhöhung der Muskelspannung)
Hören	Richtungshören, zielgerichtetes Hören, Heraushören, Unterscheiden von Lauten
Sprache	verzögerte Sprache, ungenaues Sprechen, fehlerhafte Sprache
Sehen	verschwommenes Sehen, doppelt sehen
Lesen	unregelmäßige Augenbewegungen, Zeilen nicht einhalten können, Buchstaben, Silben und Wörter vertauschen
Schreiben	Schreibrhythmus, schreiben auf Linien, ungleichmäßiger Schreibdruck
Rechnen	Raumvorstellung, Orientierung im Raum, Reihenfolge, Größen- und Höheneinschätzung, Zahlendreher

Übungen, um den Gleichgewichtssinn zu stärken sind ganz einfach:
1. Mit ausgebreiteten Armen im Uhrzeigersinn drehen, 20 x - mehrmals täglich
2. Auf einem Bein aufrecht stehen, das Knie des anderen Beines hoch zur Brust ziehen, für 20 Sekunden halten -mehrmals täglich
3. Balancieren auf Teppichkante, Strich, Balancebrett, Ball – mehrmals täglich

Anfänglich „sperrige" Übungen fallen bereits nach wenige Tagen leicht.

Kennen Sie das effektivste Dopingmittel für Ihr Gehirn? Es ist Bewegung. Jeder zurückgelegte Schritt und jedes kleine Gymnastiksegment hilft dabei, dass sich neue Gehirnzellen bilden. Wie das funktionier?

> ➢ Nährstoffe werden im Gehirn besser verteilt
> ➢ Sie erhöhen die Sauerstoffzufuhr des Gehirns um 30 Prozent.
> ➢ Bewegung übt Signalwirkungen auf das Gehirn aus

Jede Form der Bewegung hat einen direkten Einfluss auf Ihre kleinen grauen Zellen und sorgt dafür, dass sich neue Gehirnzellen bilden. Noch vor wenigen Jahren waren die Wissenschaftler der festen Überzeugung, dass einmal untergegangene Gehirnmasse sich nicht wieder zum Leben erwecken lässt.

Aktuelle Forschungen beweisen das Gegenteil. Bewegung in jeder Form bewirkt, dass die Verdrahtung und Verästelung der Zellen im Gehirn untereinander dichter und stärker werden und die Anzahl der Blutgefäße im Hirn durch Sport zunehmen kann. In jeder Minute strömt dann mehr Sauerstoff durch das Gehirn und es bekommt mehr Nährstoffe. Die regelmäßige Bewegung baut darüber hinaus die Fettablagerungen zwischen den Gehirnzellen ab, damit die Nervenimpulse ungehindert zwischen Ihren grauen Zellen fließen können.

Sport vermag den altersbedingten Gehirn-Abbau zu stoppen
„Ausdauertraining oder Koordinationssport lässt uns ein bisschen die Zeit zurückdrehen", so die Professorin Ursula Staudinger. Aber keine Angst, es geht hierbei nicht um sportliche Höchstleistungen, die gefordert werden. Vielmehr ist es die Regelmäßigkeit, die hier positiv zu Buche schlägt. Jeden Tag eine kleine Gymnastik mit Dehnen und etwas Muskelbelastung, sowie mehrmals wöchentlich ein ausgedehnter Spaziergang in schneller Gangart, lassen die Neuronen (Nervenzellen) sprießen und sich über Synapsen (Überträger) neu vernetzen.

Flinke Füße verlängern die Jugend

Unser Unterbewusstsein ist sehr empfänglich für äußere Signale. Auch die Art, w i e wir gehen kann also einen Jung-Effekt haben.

<u>Rasches Gehen</u> vermittelt unserem Körper beispielsweise die Botschaft, dass hier ein junger Mensch unterwegs ist. Die Signale kommen im Gehirn an und danach wird die Organisation auf allen Ebenen beeinflusst. Das bezieht sich auf Körper, Geist und Seele gleichermaßen.

Dementsprechend findet der Stoffwechsel statt, werden die „jugendlichen Botenstoffe" durch alle Körpersysteme geschickt, die Nährstoffe verarbeitet, die Gedanken gelenkt und die die Motorik gesteuert.

Zudem hat rasches Gehen auch einen positiven Einfluss auf den Blutdruck und auf die Einstellung zu allen nötigen Aktivitäten, die man sich vornimmt.
<u>Inzwischen ist es auch medizinisch erwiesen, dass 3 km rasches Gehen am Tag den Blutzuckerspiegel günstig beeinflussen bis normalisieren kann.</u>
Gemeint ist also nicht das gemütliche Spazierengehen, das hier gefordert wird und auch nicht das sportliche Joggen oder gar Rennen, sondern ein zügiges, leicht eiliges Gehen, das dem Gehirn vermittelt, dass ein flottes Tempo das Feld beherrscht.

Kleine Gehschule
Nun wollen wir ja mit unserem Gang nicht die Laufstege dieser Welt erobern oder uns bei Heidi Klum als Germans next Topmodel bewerben, aber der „Gang" soll durchaus unsere „Innere Haltung" ausdrücken und ein Signal für äußeres Handeln geben. Dazu ist eine aufreckte Haltung geboten. Die Füße werden dazu voreinander gesetzt, nicht breitbeinig nebeneinander. Die Fußspitzen werden bei jedem Schritt leicht auswärts gestellt und deutlich erhoben (Storchengang). Dabei empfiehlt es sich, einen Arm im gewünschten Rhythmus, wie ein Pendel, vor dem Körper hin und her zu schlenkern.

Gesunde und biegsame Füße sind die Voraussetzung für den elastischen Gang

Vor einigen Monaten plagten mich derart heftige Fußbeschwerden, dass ich erwog, einen Orthopäden aufzusuchen. Ich war es mein Leben lang gewöhnt, durch die Gegend zu flitzen. Eine trödelige Gangart war so gar nicht mein Ding. Und nun kam ich mir völlig ausgebremst vor. An Eile war nicht zu denken und dauerhaft schmerzende Füße? Nein, danke, da musste Abhilfe her. Meine Ärztin, eine kluge Schulmedizinerin konstatierte „sogenannte durchgetretene Füße": Dabei hat sich das Fußgewölbe gesenkt und das Körpergewicht (!) liegt auf dem Mittelfußknochen. Und das tut weh!

Aber, wie kann es anders sein, ich wurde tatsächlich an einen Orthopäden verwiesen. Nur Einlagen oder andere, drastischere Maßnahmen könnten hier helfen. Ich fragte schüchtern, ob denn auch konsequente Fußgymnastik die Lage verbessern könnte. Das wurde kategorisch verneint.

Mit einer Überweisung zum Facharzt in der Tasche ging ich nun erst einmal mit mir selbst zu Rate. Schließlich bin ich immer geneigt, erst mal die Eigenhilfe zu bemühen, bevor ich stärkere Geschütze auffahre. Denn so schnell lasse ich mich nicht ins Bockshorn jagen. Meine Logik sagte mir, dass nur ein konsequenter Muskelaufbau das „Skelettsystem" des Fußes aufrichten könnte und ein gezielter Muskelpolster unter den abgesenkten Knochen die Schritte abfedern würden. Das hoffte ich zumindest. Ich stellte mir nun eine eigene Fußgymnastik zusammen. Diese sollte die Muskulatur stärken, die Elastizität der Bänder und Sehnen wiederherstellen und die Gelenke beweglicher machen.

Nach nur wenigen Tagen der Anwendung schon hatten sich meine Beschwerden verringert. Nach wenigen Wochen waren sie (fast) vergessen. Allerdings melden sie sich gleich wieder, wenn ich nachlasse mit meinen (täglichen) kleinen, aber wirkungsvollen Übungen. Übrigens haben mir für Bänder und Sehnen auch die Schüssler Salze *Calcium Fluoratum* zügig geholfen.

Inzwischen aber habe ich auch der Schulmedizin die Ehre gegeben und lasse meine Füßchen zusätzlich durch Einlagen stützen. Ich flitze wieder wie ein Wiesel durch die Gegend. Selbsthilfe und ärztliches Wissen können zu einer wirkungsvollen Symbiose kombiniert werden. Es versteht sich, dass ich eigene Bemühungen auch weiterbetreibe.

Schöne und gesunde Beine

Wer wünscht sich das nicht? Aber in den späteren Jahren ist ein solcher Wunsch oft nur ein Wunschtraum, denn Krampfadern, Besenreiser und Cellulite machen nicht selten einen Strich durch die (wohlgeformte) Rechnung.

Und die Natur kann wirklich ganz schön ungerecht sein. So sind es in der Regel die Frauen, die Kummer mit den Beinen haben.

Ich habe viele Jahre teilweise auf Mallorca gelebt. Wenn ich in meinem Dörfchen nachmittags schreibend, bei einem *Café con leche* auf der Plaza saß, kamen oftmals ganze Clubs von spanischen Hobbyradlern angefahren, um sich bei einer Rast zu erfrischen. Herren jeden Alters waren dabei, also durchaus auch Jungs um die 70. Und alle trugen kurze Hosen. Die gebräunten Beine glatt und schön. Auch bei der älteren Generation. Ein ärgerlicher Anblick …

Ich mochte mir dann gar nicht vorstellen, wie das bei uns Mädels in ähnlichem Alter ausgesehen hätte. So eine schreiende Ungerechtigkeit.

Aber bei wem kann man sich beschweren, bitteschön?

Viele Frauen klagen darüber, dass ihre Beine an Form verlieren, geschwollene Knöchel nicht nur schmerzen, sondern auch unschön aussehen, dass Beschwerden mit Varitzen (Krampfadern) teilweise Schmerzen verursachen und „schwere Beine" den leichtfüßigen Schritt behindern. Besenreiser sind der Grund dafür, dass man sich nicht mehr der Sonne aussetzen mag und die ollen Dellen an den Oberschenkeln entsprechen auch nicht gerade unserem Schönheitsideal.

Das Bindegewebe ist schuld

Frauen haben von Natur aus ein dehnbareres Bindegewebe. Das hängt mit den Anforderungen einer Schwangerschaft zusammen. Viele Frauen leiden auch an einer angeborenen Bindegewebsschwäche. Diese ist eine der Ursachen für schwache Venenwände. Venen sind die Adern, durch die das Blut zum Herzen zurückströmt, also von den Füßen gegen die Schwerkraft nach oben. Das ist eigentlich fast widersinnig und funktioniert nur deshalb, weil wir eine Art Muskelpumpe haben, die aus feinsten Muskeln in den Gefäßwänden bestehen und die das Blut nach oben pumpen. Damit das Blut nicht wieder nach unten strömt, hat die Natur gut vorgesorgt und in den Venen Klappen installiert. Diese Venenklappen funktionieren wie Segel. Wenn das Blut zurückströmen will, blähen sie sich so auf, dass der Querschnitt der Vene verschlossen wird. Sind jedoch die Venenwände nicht kräftig genug oder die Klappen zu schwach, halten sie den Rückfluss des Blutes nicht mehr vollständig auf. Das Blut staut sich und versackt in den Venen, die immer mehr ausleiern. Es bilden sich Krampfadern (Varizen).

Andere Risiko-Faktoren

Es gibt auch noch andere begünstigende Faktoren bei der Entstehung von Varizen wie:
- ➢ *hohe Blutfettwerte* durch ein Zuviel an tierischen Fetten.
- ➢ *Dauerstress*.
- ➢ *Verklumpungen des Blutes*. Besonders, wenn Venenwände schon porös sind, besteht immer die Gefahr, dass Gefäße platzen und Blut austritt.
- ➢ *Hormonelle Umstellungen* wie die Schwangerschaft, weil dann die Gefäße zur Versorgung des Embryos generell etwas weiter gestellt sind. Bei Einnahme der „Pille" reagiert der Organismus ähnlich.
- ➢ *Übergewicht* oder Verstopfung können Druckbelastungen im Bauch verursachen, die den Blutrückfluss aus den Beinen blockieren können. Hinweise auf eine Überbelastung in diesem Bereich sind Hämorrhoiden, die auch zu den Krampfadern zählen.

Was die Beine übelnehmen
- ➢ Langes Sitzen oder Stehen
- ➢ Ständiges Übereinanderschlagen der Beine
- ➢ das häufige Tragen von High Heels
- ➢ zu enge und abschnürende Unterwäsche
- ➢ enge Sockenbündchen

Varizen sind nicht nur ein kosmetisches Problem

Sie bereiten auch erhebliche Beschwerden wie unangenehmes Kribbeln oder Brennen, Schweregefühl in den Beinen, nächtliche Wadenkrämpfe, Ödeme, vor allem im Knöchel- und Schienbeinbereich.

Aus den oberflächlich liegenden Besenreisern entstehen selten Krampfadern. Aber sie sind häufig der berühmte Wink mit dem Zaunpfahl, endlich mehr für schöne und gesunde Beine zu tun.

So stärken Sie die Venenwände

Ernährung ist neben *Bewegung* der wichtigste Schlüssel *Bioflavonoide* plus Vitamin C. Diese venenwirksamen Inhaltsstoffe finden sich besonders in der Schale von roten und blauen Früchten, wie blauen Weintrauben, roten und schwarzen Johannisbeeren, Heidelbeeren, Pflaumen, Kirschen, Tomaten, Paprikaschoten. Diese Inhaltstoffe sorgen dafür, dass die Venenwände wieder abgedichtet werden, und lange Zeit elastisch bleiben. *Rutin* aus Buchweizen und Extrakte aus der Rosskastanie können die Venenwände stärken, regenerieren und verjüngen. Beeren, Melonen, Kürbis und besonders Hirse und Buchweizen straffen und pflegen generell das Bindegewebe, also das, was unsere Haut in Form hält. *Zink* aus allen Kohlsorten, Vollkornprodukte, *Aminosäuren* aus Soja und Hühnerfleisch sorgen dafür, dass neues Gewebe aufgebaut werden kann.

Was die Beine brauchen, was ihnen guttut, ist eine Kräftigung der Venenwände durch Gymnastik und Füße bei allen Gelegenheiten hochlegen.

Weitere Maßnahmen Ergänzen sollte man die Ernährung durch Kneippsche Anwendungen, zum Beispiel täglich kalte Güsse auf die Waden, auch auf die Oberschenkel. Das trainiert das Zusammenziehen der Gefäßwände und kann so, bei Regelmäßigkeit, Beine lange schlank und glatt halten.

Entlastung der Venenklappen

Wenn man sich vorstellt, dass das venöse Blut gegen die Schwerkraft nach oben fließen muss, leuchtet es ein, dass Liegen und Laufen besser sind als Sitzen und Stehen.

Liegen ist der ideale Zustand, um die Venen-Klappen zu entlasten, deshalb schwellen bei den meisten Frauen nachts auch die Beine wieder ab. Wenn die Beine höher liegen als das Herz, werden die Venenklappen und der gesamte Kreislauf entlastet. Auch Laufen hilft den Venenklappen, weil durch die regelmäßige Bewegung die Venenmuskel-Pumpe wieder angeworfen wird und die Klappen nur noch halbe Arbeit leisten müssen.

Aktivierung der Venenmuskel-Pumpe

Treppensteigen macht schöne Beine und zwar fast von alleine. Ähnlich wirken regelmäßiges Walking, Tanzen, Aerobic, Trampolinspringen oder einfach mal wieder auf Zehenspitzen gehen. Wenn man längere Zeit sitzen oder stehen muss, sind leichte Bewegungen in den Pausen besonders wichtig, damit das Blut nicht versackt und die Unterschenkel nicht unangenehm anschwellen. Wo das nicht möglich ist, sollte wenigstens der Wadenmuskel durch leichtes Auf- und Abwippen mit den Füßen immer mal wieder aktiviert werden. Günstig sind dann auch *Isometrische Übungen*, wie ich sie in dem Kapitel „Keine Zeit für Sport!" beschreibe.

Damit das Blut zügig fließen kann

Bei zu hohen Blutfettwerten besteht die Gefahr, dass sich Gerinnsel bilden und es zu Thrombosen kommen kann.

Alles, was der Reduzierung hoher *Cholesterin-*, *Homocystein-* und *Triglyceridwerte* dient, erleichtert auch die Fließfähigkeit des Blutes. Obst, Gemüse, Blattsalate, Hülsenfrüchte und Kleie enthalten wichtige Inhaltsstoffe, die *das gefährliche LDL senken* und ausreichend Ballaststoffe, die Fett aus dem Körper ausschleusen können.

Fibrinabbauende Enzyme zum Beispiel aus Knoblauch, Zwiebeln und Ingwer tragen dazu bei, das Blut flüssiger zu machen.

Auch ein Ananas-Tag bekommt eine völlig neue Dimension, wenn Frau weiß, dass die *Bromelaine* aus der Ananas die unschönen Verdickungen in den Varizen lockern und auf lange Sicht reduzieren können.

Zusätzlich eingenommenes *Vitamin E, Omega 3-Fettsäuren* und *Vitamin C* sorgen als Antioxidantien für weniger Verklebungen und Verklumpungen und damit für einen guten Blutfluss.

Extra-Tipps

Der homöopathische Rat
Ergänzend zum „Rezept für schöne und gesunde Beine" empfehlen sich noch die Schüßler-Salze *Calcium fluoratum* und *Silicea*, die abwechselnd eingenommen, das Bindegewebe straffen und Varizen sowie Schwangerschaftsstreifen vorbeugen helfen.

Massage nur bedingt
Kräftiges Reiben oder intensive Massagen sind gut gegen Orangenhaut, bei gesunden Venen kein Problem, wären aber bei vorgeschädigten Venen nicht angebracht.

Die Säfte müssen fließen
Bei geschwollenen Knöcheln oder/und schmerzenden Schienbeinen, ist kräftige Selbstmassage angesagt. Diese Regionen werden von Lymphen durchflossen.
Der Stau löst sich nach nur wenigen, kräftigen Massagegriffen meistens zügig auf.
Auch das Massieren der „Schwimmhäute" zwischen Zehen und Fingern können Schwellungen oftmals sofort entlasten.

Extra-Rat gegen Orangenhaut
Italienische Wissenschaftler haben herausgefunden, dass Cellulite zu einer bestimmten Tageszeit am wirksamsten verhindert oder bekämpft werden kann.
Wer jeden Tag 20 sehr langsame Kniebeugen macht, und zwar in der Zeit zwischen 17.00 und 19.00 Uhr, veranlasst seine Muskeln, die speziellen Enzyme zu produzieren, die Fetteinlagerungen in den Oberschenkeln stoppen oder abbauen können.
Nach jeweils 5 Kniebeugen wird kurz pausiert, aber nicht länger als 10 Atemzüge lang.
Das soll außergewöhnlich wirkungsvoll sein.
Das auszuprobieren kann nicht schaden, denn auf jeden Fall ist mit diversem Nutzen solcher Übungen zu rechnen.

Richtig atmen – als Energie-Elixier

Unser gesamter Organismus und jede Körperzelle brauchen reichlich Sauerstoff, um so zu funktionieren, wie es von der Natur vorgesehen ist.

Richtiges Atmen ist ein natürliches Heilmittel und sorgt für Energie und gute Laune
Tatsächlich ist es möglich, das Atmen gezielt für unsere Gesundung einzusetzen. Ich höre schon die Stimmen, die da sagen: „Aber Atmen ist doch ein Selbstverständnis. Wir atmen zwangsläufig alle. Es ist uns schließlich angeboren. Ohne Atmung könnten wir nicht existieren!" Alles das stimmt – aber nur bedingt!

Heutzutage nutzen wir die Möglichkeiten des richtigen Atmens nicht. Wir haben es weitgehend verlernt, a u s f ü h r l i c h zu atmen.

Durch eine vorwiegend sitzende Lebensweise, die ganz und gar nicht der natürlichen Vorsehung der Natur entspricht, atmen wir flach, unzulänglich und gerade mal ausreichend, um zu ü b e r l e b e n.
Von einer ausreichenden Sauerstoffzufuhr, wie sie unser gesamter Organismus aber braucht, um seine Systeme ordnungsgemäß zu versorgen, kann keine Rede sein. Alle unsere Körperfunktionen sind darauf angewiesen, dass sie laufend mit Sauerstoff „aufgetankt" werden. Er wird von den Lungen aufgenommen und an das Blut abgegeben. Das Blut transportiert Sauerstoff mitsamt den anderen lebenswichtigen Nährstoffen über die Adern bis in die kleinsten Blutgefäße (Kapillaren). Alle Gefäßwände brauchen Sauerstoff, sollen sie stark und elastisch bleiben. Jede unserer Körperzellen ist ein in sich geschlossener Regelkreis mit eigenem Funktionsmechanismus. Auf dieser Mini-Ebene finden Erneuerung, Wachstum und Versorgung statt. Sauerstoff ist dafür ein unverzichtbarer Partner.
 Das alles wissen wir genau und jeder von uns kennt sehr wohl die segensreiche Wirkung bewusst geführter Atemübungen. So riet uns schon unsere Großmutter, wenn ein Erlebnis uns so erregte, dass Beruhigung angebracht war:

Atme erst einmal tief durch ...
>und wir wissen, danach ist alles nicht mehr ganz so schlimm.

Ruhig und langsam atmen, tief und deutlich atmen ...
>So leitet der Therapeut seine Patienten an, um ihnen Angst und Herzrasen zu nehmen.

Über den Schmerz hinwegatmen ...
>Das wird trainiert in der Geburtsvorbereitung oder auch in Seminaren in der der Schmerztherapie.

Rebirthing   hier werden bestimmte Atemtechniken eingesetzt, um über Halluzinationserlebnisse Ängste oder Lebensträume bewusst zu machen.

Meditation und Atmung ...
>sie gehören untrennbar zusammen. Eine vollkommene Gedankenleere oder das Sichhinwenden zu visionären Phantasien ist leichter über Atemübungen zu erreichen.

Jede tiefe Entspannung ...
>führt über bewusstes, tiefes Atmen und vollkommenes Loslassen

Wirkungsvolle Sportübungen ...
>erfahren Unterstützung durch ergänzende Atemübungen.

Auf a l l e n Ebenen ist eine ausführliche Atmung der Kompagnon für einen guten Erfolg. Auch im beruflichen Bereich. Das wissen wir durchaus. Nur – wer macht sich schon Gedanken über richtiges und falsches Atmen? Der „moderne Mensch" in unseren Breiten hat es nahezu verlernt, seinen Körper bestimmungsgemäß mit gesunder Atemluft zu versorgen und effektiv zu atmen.

Wir atmen flach, schnappen kurz mal nach Luft. Oftmals setzen wir mit der Atmung für einige Augenblicke ganz aus.

Von richtigen, tiefen Atemzügen kann bei so nachlässigem Atmen keine Rede sein.
Die Folge ist oftmals Vitalitätsverlust!

Patienten klagen häufig über Müdigkeit, Schwäche, Lustlosigkeit und sogar Depressionen. Krankheiten halten dann viel zu lange an und können nur schwer überwunden werden. Wochenlange Grippe z. B. macht zu schaffen, das Immunsystem funktioniert nicht optimal.

Von solchen Fällen will ich hier nur einige wenige vorstellen:

Patientin S. klagt über ständige Müdigkeit. Sie fühlt sich den Belastungen, die der Alltag an sie stellt, nicht ausreichend gewachsen. Eigentlich bringt der Beruf, dem sie in einem kleinen Büro nachgeht, keine übermäßigen Anforderungen mit sich. Auch ihr kleiner Ein-Personen-Haushalt ist schnell bewältigt. Zeit zum Ausruhen nach Feierabend und am Wochenende ist durchaus genügend vorhanden. Diese Zeit allerdings wird zumeist damit verbracht, Fernsehen zu gucken oder sich abends mit Freunden in einer Kneipe zu treffen.

Patient R. ist rühriger Geschäftsmann. Der Tag nimmt kein Ende. Abends, völlig ausgepowert, spielt er bestenfalls noch eine halbe Stunde mit den Kindern. Danach schläft er oft auf seinem Sessel ein. Am Wochenende absolviert er dann vielfach auch noch Kundenbesuche. Wenn er es mal schafft, mit seiner Familie ins Kino zu gehen, oder mit seiner Frau ein Restaurant zu besuchen, ist für ihn schon ein Höchstmaß an Erholungsmöglichkeiten ausgeschöpft. Herr R. fühlt sich ewig unausgeruht. Es fehlt ihm an Zeit für sich selbst.

Patientin W. hingegen tut relativ viel für ihren Körper. Sie ist berufstätig und nutzt zusammen mit ihrem Mann ein umfangreiches Freizeitangebot. Beide gehen regelmäßig in ein Fitnesscenter, sind Mitglieder eines Kegelclubs und besuchen oft Theater- oder Konzertveranstaltungen. Dazu versorgen sie sich mit reichlich Vitaminen, Mineralstoffen und anderen Nahrungsergänzungsstoffen. Auf gesunde Ernährung wird geachtet. Es geht dem Ehepaar recht gut. Nicht gut genug meinen sie. Denn bei den vielen Aktivitäten, die unternommen werden, müssten die beiden sich viel, viel vitaler fühlen, als das unerklärlicherweise der Fall ist.

Was fehlt allen drei Parteien?
Sie gönnen sich keine wirklichen ATEM-PAUSEN.
Wo bleiben die tiefen Atemzüge in der freien Natur?
Wo werden die Lungen geweitet und prall gefüllt
mit reinem Sauerstoff, der über den Blutkreislauf in
die letzte kleine Körperzelle gelangt?

Stattdessen nehmen sie freiwillig täglich Platz in sogenannten „Atem-Fallen". Diese halten heutzutage einen großen Teil unseres Lebensraumes besetzt und verhindern eine ordnungsgemäße Sauerstoffversorgung unseres Körpers.

Hier sind sie, diese Atem-Räuber:

> ➢ *Klimatisierten Räume* – Es fehlt oft die nötige Frischluftzirkulation. Stattdessen findet nur Luft-Kühlung mit wenig Frischluftzufuhr in einem geschlossenen Kreislauf statt.
> ➢ *Volle Kneipen* oder Veranstaltungsräume - sind zumeist absolut sauerstoffunterversorgt. Bahn und Bus, die voll besetzt sind - neben völlig verbrauchter Luft werden Krankheitskeime und Körperausdünstungen eingeatmet.
> ➢ *In stark befahrenen Stadtteilen* - ist die Luft oft mit Emissionen belastet.
> ➢ *Gegenden mit wenigen Grünflächen* – ohne genügend Büsche und Bäume ist die Luft nicht sauerstoffreich genug.
> ➢ *Die „Dunstglocke"* - über einer Stadt oder einem Industriegebiet verhindert den Sauerstoff-Austausch in der Atmosphäre.
> ➢ *Wohnungen* - sind oftmals zu gut isoliert. Laufende Belüftung fehlt.
> ➢ *Sitzen vor dem Fernseher* – wie soll es so zu hinlänglicher Sauerstoffversorgung für den Körper kommen?
> ➢ *Flaches Atmen* - Atemholen „vergessen". Nur nach Luft schnappen wie ein Fisch.
> ➢ *Verqualmte Bude* - wenn in der Wohnung geraucht werden darf.
> ➢ *Feinstaub* - von stark befahrenen Straßen

Wie können Normalbürger sich mit guter Atemluft versorgen?

Ich empfehle grundsätzlich allen meinen Mitbürgern das ganz bewusste, regelmäßige Auftanken von frischer Luft – in frischer Luft.

Es ist überlebensnotwendig für den gesunden Menschen, dass er gut atmet. Damit betreibt er neben einer sorgsamen Ernährung und positiver Lebensführung allerbeste Zukunfts- und Gesundheitsvorsorge.

Besonders aber für kranke oder gesundheitlich belastete Menschen und vor allem auch für Kinder, muss bewusste Tiefenatmung in den Tagesablauf und die Urlaubsplanung. integriert werden

Planen Sie zur Regeneration regelmäßige Atem-Pausen ein und aktivieren Sie damit Ihr Reparationssystem und Ihr Jung-Programm.

Ihr Atem-Plan
- ✓ Der regelmäßige Ausflug ins Grüne, vielleicht sogar in einen Wald, gehört dazu.
- ✓ Wie wäre es mit einem kleinen Lauf in der nahegelegenen Grünanlage, morgens gleich nach dem Aufstehen. Rasches Gehen ohne Tasche zeigt auch gute Wirkung
- ✓ Besuche bei Freunden mit Garten sind ratsam. Bieten Sie sich zum Helfen bei der Gartenarbeit an.
- ✓ Praktizieren Sie bewusstes Ein- und Ausatmen am geöffneten Fenster, besonders morgens und nach Gewitter oder Regen (mind. je 20 x), wenn die Luft frisch gewaschen ist. Atmen Sie so oft es geht am Tage bewusst 5 x ein und aus.

Wenn Sie ATMEN in Ihren Tagesablauf einbauen, spüren Sie bald einen deutlichen Zuwachs an Kraft und Energie.

Viele Mitmenschen, die diesen Rat angenommen haben, bestätigen mir die wohltuende Wirkung immer wieder.

Die sorgsame Atmung, so funktioniert sie

- ✓ Die erste Station der Atemluft ist die Nase. In ihr befinden sich kurze aber starke Haare, die die Aufgabe haben, Verunreinigungen zurückzuhalten.
- ✓ In der Nasenhöhle wird die Atemluft vorgewärmt.
- ✓ Durch die Luftröhre zieht die Atemluft in die Bronchien, wo sie befeuchtet wird, dann erst kommt sie in die Lunge.
- ✓ Durch die Atemmuskulatur werden die Rippen gehoben und das Zwerchfell senkt sich. Dadurch wird die Lunge entfaltet, in ihr entsteht ein Unterdruck, der das Einatmen bewirkt.
- ✓ Beim Ausatmen laufen die entgegengesetzten Prozesse ab.

Was die Atmung für das Blut bedeutet

So versorgt Atmung den Körper mit Sauerstoff.
Um das Blut im Kreislauf zu bewegen, ist eine „zentrale Pumpstation" nötig, das Herz. Vom Herzen wegführende Gefäße heißen Arterien (Schlagadern), zum Herzen führende Venen (Blutadern).
Das Herz besteht aus 4 Teilen: dem rechten und dem linken Vorhof und der rechten und linken Herzkammer. Das „sauerstoffarme" Blut gelangt in den rechten Vorhof, danach in die rechte Kammer. Von hier aus wird es über die Lungenarterien in die Lunge getrieben, um dort mit Sauerstoff (O2) aufgeladen zu werden. Es strömt danach zurück in den rechten Vorhof, fließt in die rechte Herzkammer und wird in die Aorta (Wurzel der Arterien) ausgeworfen. Von dort aus findet die Verteilung des Blutes über Arterien in die Kapillaren (kleinste Gefäße) statt.
Hier erfolgt Gas- und Sauerstoffaustausch.

Es findet also die Versorgung des gesamten Körpers mit Sauerstoff (und anderen Stoffen) statt. Das so „geleerte" Blut sammelt sich in den Hohlvenen und fließt wieder in den rechten Vorhof zurück, um wieder angereichert werden zu können.

Intensive Tiefenatmung nach der Yoga-Atmung: Babys können das von Natur aus:

Babys atmen genauso, wie es von der Natur vorgesehen ist. Beim Einatmen füllt sich ihr Körper, besonders der Bauch, er wölbt sich nach außen. Beim Ausatmen senken sich Bauch und Brust und werden hohl.

Durch unsere sitzende und bewegungsarme Lebensweise hat sich unser Körper daran gewöhnt, es umgekehrt zu praktizieren. Wir ziehen beim Einatmen den Brustkorb allenfalls etwas nach oben und ziehen den Bauch ein. Beim Ausatmen erschlafft der Körper, die Bauchdecke fällt nach außen.
Diese Methode ist geradezu widersinnig, da wir dem Atem, bevor er in den Körper strömen kann, bereits den Platz dafür nehmen.

Wir sollten es also wieder lernen, „richtig" zu atmen: Beim Einatmen wird der Bauch weit vorgewölbt, beim Ausatmen deutlich eingezogen. So ist es richtig!

Die Yoga-Empfehlung ist nun, nach jedem tiefen Einatmen, ganz ausführlich auszuatmen, sodass keine Atemluft mehr in der Lunge bleibt. Danach soll eine „Atempause" eingelegt werden, in der nicht geatmet wird. Also: 8 Takte zum Einatmen, 8 Takte zum Ausatmen, 8 Takte zum Verharren.
Je länger Sie die Phase des Verharrens ausdehnen, desto mehr stärken Sie Ihre Lunge und sorgen für einen deutlichen Zuwachs von Energie.

Diese Atemtechnik erfordert etwas Übung. Ich selbst habe das „richtige Atmen" zunächst beim Autofahren geübt. Dafür hatte ich mir einen Erinnerungszettel ans Armaturenbrett gesteckt. Heute ist es mir ein Selbstverständnis geworden, immer wieder so zu atmen. Atmen ist Leben!
Bewusste Tiefenatmung verlängert das Leben deutlich und gibt ihm mehr Qualität.

Legen Sie also künftig öfter ATEM-PAUSEN ein!

Entspannung total – wichtig auch bei Schlaflosigkeit

Stress, Verspannungen, Schlaflosigkeit, burn-out-Symptome, das sind die häufigsten Begleiterscheinungen, die unsere heutige, lärmgeplagte Zeit mit sich bringt. Noch dazu muss alles in größter Eile abgewickelt werden.

Da bleibt das wichtige Gebot auf der Strecke:
„Entspannung ist das Gegenstück zur Spannung!"

Nur mit diesen beiden Gegenpolen ist ein Gleichgewicht für Körper und Seele zu erreichen. Wo etwas angespannt ist, muss es in seiner Spannung nachlassen, um wieder zur Spannung ansetzen zu können.
In asiatischen Kulturen geht es um Yin und Yang. Nur wenn diese beiden Prinzipien, das männliche, wie das weibliche, in gleichberechtigter Harmonie zueinanderstehen, befinden sie sich in der rechten Ergänzung zueinander und gewährleisten Gesundheit auf allen Ebenen.
Viele unserer Zivilisationserkrankungen haben zur Ursache, dass wir uns die nötigen Phasen der Ruhe nicht einräumen, dass wir in großer Hast vorwärtsstürmen und völlig vergessen, aufzutanken. So passiert es dann, dass es nur schwer oder gar nicht mehr gelingen will, abzuschalten und dem Geist, sowie dem Körper, die ach so nötige Ruhe einzuräumen.

Das Auftanken von Körper, Geist und Seele aber kann nur in Zeiten der Muße geschehen.

Unsere Altvorderen hatten sicherlich genauso viel Arbeit wie wir heute. Vielleicht war ihr Lebens- und Überlebenskampf sogar noch schwieriger, ganz sicher aber mühsamer, als wir ihn heute zu bewältigen haben.
Aber – früher galt das Wort Feierabend noch etwas. Die fleißige Hausfrau legte auch dann nicht die Hände in den Schoß, sondern beschäftigte sich mit ihrem Hobby, den Handarbeiten. Und der Mann bastelte und baute in Haus und Garten.

Die Gedanken aber konnten den Tag loslassen und kreisten nicht ständig um Arbeit, Pflichten und Existenzängste.

Ja und der Sonntag war generell heilig. Da ging man geruhsam in die Kirche, speiste mit der Familie, machte des Nachmittags einen Spaziergang mit Kaffee und Kuchen bei Oma. Arbeit kam nicht in Betracht. Von solchen Traditionen können wir heute nur träumen.

Da mag das Leben heute in mancher Hinsicht leichter geworden sein, <u>entspannter</u> ist es nicht.

So nimmt es nicht Wunder, dass Ärzte schon vor fast 100 Jahren darüber nachgedacht haben, besonders beanspruchten Menschen dabei zu helfen, Körper und Geist zur Ruhe zu bringen. Dafür hat der *Arzt J.H. Schultze* **das Autogene Training** entwickelt. Durch konsequentes Hinwenden der tief empfundenen Gefühle und Gedanken auf alle Gliedmaßen nacheinander, wurden diese erst warm, dann schwer, um letztendlich völlig entspannt zu sein und alle störenden Gedanken waren abgeschaltet.

> *Autogenes Training*
> Abgeleitet ist die Bezeichnung aus dem Griechischen:
> **auto** = <u>selbst</u> / **genos** = <u>erzeugen</u>
> Damit ist eine Form der Selbsthypnose bezeichnet.
> Der Berliner Arzt, *J. H. Schultz* entwickelte 1920 diese Methode für seine Patienten.
> Das Verfahren ist bis heute aktuell und wird überall auf der Welt in Seminaren und Schriften weitergegeben. Es dient der Tiefenentspannung und wirkt mittels einfacher Formeln und Leitsätze und der Vorstellungskraft des Anwenders.
> Erreicht werden kann auf diese Weise eine *Muskelentspannung*, Entspannung der *Blutgefäße*, Harmonisierung der *Atmung*, Normalisierung des *Herzschlages*. Eine *Wärmeempfindung* in allen Gliedmaßen und Organen kann gezielt zur *Unterstützung von Heilung* eingesetzt werden.

Es gibt viele Entspannungsübungen, die allesamt hilfreich sein können. Jeder muss für sich herausfinden, welche sich für ihn am besten eignet.

Die Siva-Mind-Methode

Lula da Silva (Luiz Inàcio da Silva) beschreibt in diversen Büchern die Kraft der gelenkten Gedanken. Bewusst setzt er sie zur *Stresskontrolle* ein.

Die inzwischen in Seminaren weltweit gelehrte Methode soll dazu dienen, Klienten und Selbstanwender in einen sogenannten *Alphazustand* zu versetzten. Dabei geht es um eine Art von Selbsthypnose, die mit einem Zustand zwischen Schlafen und Wachen vergleichbar ist. Dabei werden die rechte und linke Gehirnhälfte miteinander vernetzt und tiefe Entspannungszustände können erreicht werden.

Der Nutzen bezieht sich darauf, *ohne Medikamente einschlafen* zu können, *Schmerzen* aufzulösen, *Gedächtnisleistungen* zu verbessern, *Heilung* zu fördern, *Gewohnheiten* (z. B. Rauchen) aufzugeben und *Leistungen* zu steigern.

Diese Methode von Lula da Silva ist genauso einfach wie erfolgreich. Ohne jegliche Vorübung kann sie von Jedermann auf der Stelle ausgeübt werden und führt nach einiger Übung, (fast) immer zu dem gewünschten Erfolg. Eine solche Anwendung stelle ich nachstehend als Beispiel vor:

Eine der Entspannungsmethoden, frei nach da SILVA

Das Prinzip ist, von der Zahl HUNDERT ausgehend, rückwärts bis NULL zu zählen.

Die Crux dabei aber ist, dass jede einzelne der Zahlen intensiv betrachtet wird. Ihre Form, ihr Verlauf. Zuvor aber wird der Zahlenreihe ein fantasievolles Kleid gegeben, das sich je nach Tagesform und Vorstellungskraft verändern lässt.

Da sind die Zahlen heute beispielsweise mit Vergissmeinnicht übersäht. Morgen wächst ein grüner Rasen auf ihnen und übermorgen leuchten sie vielleicht in purpurnem Samt.

Anregungen für Zahlengestaltung

Zahlen können folgendermaßen dekoriert sein mit:

- ❖ bunten Stecknadelköpfen
- ❖ blauen Edelsteinen
- ❖ verschiedenen Holzsorten
- ❖ strukturierter Seide
- ❖ Kieselsteinen
- ❖ Plisseestoff
- ❖ Strandsand
- ❖ Herbstblättern

Es gibt unzählige Möglichkeiten, den Zahlen täglich ein anderes Gesicht zu verleihen, damit das „innere Auge" sich daran intensiv festmachen kann.

Beispiel Vergissmeinnicht

Wichtig ist, dass alle Zahlen von „100" bis herunter zu der „0", ganz genau gleich gestaltet sind.

Vor dem inneren Auge nun stelle man sich die erste Zahl „100" genau vor:

Beginnend mit der „1", von der Wurzel bis zur Spitze und dann wieder abwärts wird sie betrachtet.

Die Blüten ihrer Bespannung mit Vergissmeinnicht erstehen vor dem geistigen Auge. Dann geht der innere Blick auf die erste „0" über und folgt sorgfältig ihrem Verlauf, um das Gleiche bei der nächsten „0" zu wiederholen. Nun wird die gesamte 100 betrachtet.

Darauf wird die „99" auf die gleiche Art in Augenschein genommen und so weiter, bis man unten bei der Null angelangt ist.

Die gesamte Konzentration des Anwenders, der Anwenderin, richtet sich nur auf die Zahlen.

Für andere Gedanken ist kein Platz mehr. Sie sind völlig verdrängt. Der Geist ist gänzlich auf die Zahlen fokussiert und wandert langsam die gesamte Reihe nacheinander rückwärts.

Tiefe Entspannung
Vielleicht schafft der Anwender/die Anwenderin es beim ersten Mal schon, alle Zahlen zu erfassen.

Wenn er/sie es geübt hat, das gesamtes Denken nur auf das bildliche Erfassen der gestalteten Zahlen zu richten, wird in immer kürzeren Zeitabständen die ersehnte Entspannung erlebt, die dann oft „vor Ablauf der Zahlenreihe", in einen tiefen Schlaf mündet.

Im Prinzip passiert nichts anderes, als bei dem sattsam bekannten „Schäfchen zählen", nur, dass die Übung hier nicht dem Zufall überlassen bleibt, sondern mit aller Konsequenz durchgeführt wird.

Nach nur wenigen Tagen des Trainings und der immer leichter einsetzenden Wirkung, kann erst von 75, dann von 50 und zuletzt von 25 aus, rückwärts gezählt werden.

Meistens erleben Ruhesuchende dann gar nicht mehr die letzten, die niedrigen Zahlen, sondern liegt schon vorher in Morpheus Armen.

Der Einsatz der Sinne ermöglicht erst das wahre Er-leben.

➢ Das *Auge* kann z. B. aufnehmen, ob etwas fern oder nah bei uns ist, groß oder klein, grün, gelb, rot oder blau und die Formen alles Gesehenen.

➢ Unsere *Riechzellen* vermögen viele verschiedene Gerüche zu unterscheiden, wie den Duft einer Rose, brennendes Kaminholz, die frischen Brötchen im Ofen oder den eines leckeren Essens.

➢ Die menschliche *Haut* kann spüren und unterscheiden, ob das Badewasser heiß, kalt oder warm ist, der neue Pullover kratzt oder flauschig weich ist, sich etwas gut anfühlt, oder auch Berührungen wahrnehmen.

➢ Die *Geschmacksnerven* unterscheiden, ob eine Speise z. B. süß oder salzig, sauer, bitter fad oder frisch ist oder überhaupt gut schmeckt oder nicht.

➢ Das *Ohr* kann Töne unterscheiden, das Zwitschern des Vogels, das Geräusch des Windes in den Baumkronen, das Summen von Bienen.

Mal ganz ehrlich, nehmen Sie alle diese oder ganz viele Eindrücke, die Sie täglich über Ihre *5 Sinne* erfahren, noch richtig wahr? Genießen Sie diese Geschenke der Natur und würdigen sie angemessen?

Wollen wir unsere SINNE vielleicht gemeinsam wieder trainieren, damit das Leben doppelt (mindestens) so genießerisch er-lebt werden kann? Auf geht's!

Kleine Sinneseindrücke

Sehen
Sie stehen am Strand und schauen über das Meer. Sie nehmen bewusst das Herannahmen der Wellen auf und Ihre Seele wird ganz weit, so weit, wie der Blick in den Horizont, der

vom Wasser in den Himmel übergeht. Auf solche Weise üben Sie es nicht klein, sondern großzügig zu denken und zu handeln. Wechseln Sie bewusst oft am Tage zwischen Nah-Sehen und Fern-Sehen.

Riechen
Sie besuchen Oma und schon an der Tür empfängt Sie der Duft von gebackenem Kuchen und frisch aufgebrühtem Kaffee. Das weckt Kindheitserinnerungen und eine Fülle von Sehnsüchten. Sie steigern auf diese Weise Freude und Genuss.

Fühlen
Sie kuscheln sich in die neue Kaschmir-Decke ein und spüren die zarte Wolle wie ein sanftes Streicheln auf der nackten Haut. Das ist eine Portion Wellness und Verwöhnen der Luxus-Extraklasse. Auch wenn Sie sich nach dem Baden/Duschen in ein großes, weiches, angewärmtes Handtuch hüllen, erleben Sie so ein schönes Gefühl.

Schmecken
Ein eiskaltes Glas Sekt mit einem Schuss ganz frisch gepresstem Orangensaft, das ist wie, wenn Dir ein Engelchen ein Schlückchen aus dem Paradies auf die Zunge geträufelt hätte. Nach dem ersten köstlichen Gläschen allerdings wird aus dem himmlischen Getränk dann nur noch profaner Konsum. Das soll uns zu mäßigem Umgang mit Genüssen ermahnen.

Hören
Lauschen Sie auf die eiligen Schritte der Mitbürger, nehmen Sie das Klirren von Eiswürfeln im Glase wahr? Genießen Sie die Kinderstimmen auf dem Spielplatz? Haben Sie schon mal morgens dem Erwachen der Stadt bei offenem Fenster zugehört?

Dabei sind es unsere Sinne, die für die eigene Lebensqualität von grundsätzlicher Bedeutung sind.

> ➤ Was macht das eigentlich für einen Sinn? Oder
> ➤ Bin ich, oder ist der andere, noch bei Sinnen?

Und genau darum geht es, obwohl wir uns der ursprünglichen Bedeutung dieser Fragen kaum mehr bewusst sind.

Oft handeln wir automatisch, gewohnheitsmäßig und ohne viel darüber nachzudenken. Dagegen gibt es auch nichts einzuwenden, denn wir würden viel Zeit verlieren, wenn wir grundsätzlich über jede Handlung lange und genau nachdenken und alles abwägen würden, bevor wir in Aktion treten.

Durch die gewohnte Automation jedoch gehen uns aber auch viele Eindrücke verloren, die aber erst das Leben ausmachen, den Alltag anmalen mit den bunten Farben des Lebens. Geben wir uns selbst wieder ein bisschen mehr Aufmerksamkeit und Zeit.

<u>Unsere persönliche kleine Welt kann dadurch wieder sehr bereichert werden.</u>

Auf die Nahrung bezogen ist es von der Natur so eingerichtet, dass die z. B. die Verdauung besser funktioniert und eine Mahlzeit tatsächlich ein einzigartiges Geschmackserlebnis ist, *wenn mit allen Sinnen genossen* wird. Genuss beim Essen ist also eine wichtige Verdauungshilfe.

Nur wenn wir uns nämlich Zeit nehmen zum Essen, werden vom Körper alle nötigen Verdauungssäfte in ausreichender Menge gebildet.

Wussten Sie, dass es ein Grundprinzip des Buddhismus ist, das <u>*WAHRnehmen*</u> zu kultivieren?

Dazu gehört beispielsweise, die kleinen Dinge des Alltags wieder genießen zu können, wie das Trinken einer Tasse Tee. Dafür wird dann der Zubereitung höchste Aufmerksamkeit gewidmet. Die Gerätschaften werden liebevoll ausgesucht und voller Vorfreude auf den Teegenuss, bereitgestellt. Der Duft des Teekrautes wird erschnuppert, das siedende Wasser wird als Geräusch und auch optisch erfreut zur Kenntnis genommen, die Tasse in ihrer schönen Form wird mit den Händen erfühlt und das Auge erfasst ihre zarte und vollendet edle Form. Und dann, nachdem der aufgebrühte Tee mit seinem Duft den ganzen Raum erfüllt, geht es an das bewusste Genießen jedes einzelnen Schluckes.

Alles wird mit a l l e n Sinnen wahr-genommen.

Schenken wir uns selbst wieder ein bisschen mehr Aufmerksamkeit und Zeit, so können alle guten Vorsätze er auch Erfüllung finden. Die Sinne können uns dafür hilfreich zur Seite stehen.

Gesundheit ist Fleiß – diese selbstverschriebene Kur brachte mich zurück ins aktive Leben (die Autorin in eigener Sache)

Es ist wichtig, niemals nachzulassen, sich um die Verbesserung der eigenen Gesundheit, seines Wohlergehens zu bemühen.

Der Körper ist keine Maschine

Er besitzt keine Knöpfe auf die man einfach drückt und das Problem hat sich erledigt, obwohl sogar das überraschend oft passiert. Das aber ist dann ein unerwartetes Geschenk und keineswegs selbstverständlich.

Die körperliche und seelische Konstitution des Menschen ist gut mit einem Puzzle zu vergleichen. Fehlen ein paar Steinchen, ist die Harmonie des ganzen Bildes gestört, es hat deutlich an Wert und Wirkung verloren.

Auch unser Gesundheitspuzzle muss ständig restauriert und seine verlorenen Steinchen ersetzt werden, damit das reibungslose Funktionieren des ganzen Systems gewährleistet ist.

Sehr oft gelingt es dennoch, dass einige fehlende Stellen von der Gesamtorganisation überbrückt und von dieser mitgetragen werden.

Dadurch entsteht dann der Eindruck, gesund zu sein. Sind die Lücken jedoch zu groß oder hatten die fehlenden Steine eine besondere strategische Bedeutung, kommt es zu den Befindlichkeits-Einbrüchen, die uns als Krankheit oder Unwohlsein das Leben schwermachen.

Wer über eine strahlende, unbelastete Gesundheit verfügen möchte, wer eine fröhliche Persönlichkeit haben will, wer ohne Ängste, Schuldgefühle und Depressionen das Leben kraftvoll zu erleben wünscht, muss sorgsam und regelmäßig daran arbeiten.

Mit dem Beseitigen der uns augenscheinlichen Krankheits-Symptome ist immer nur ein kurzfristiger Erfolg möglich. Genau das möchte ich meinen verehrten Lesern zurufen, die ihre Beschwerden schildern, denn Gesundwerden braucht oft Geduld und eben auch Zeit.

„Die Gesundheit ist zwar nicht alles, aber ohne Gesundheit ist alles nichts." Das sagte schon der berühmte Philosoph Arthur Schopenhauer.

Aber – und darauf kommt es an: Gesundheit bekommt man in der Regel nicht geschenkt. Sie will sorgfältig erobert und liebevoll gepflegt sein.

Mir geht es gut. Ja, heute geht es mir großartig. Aber das war keineswegs immer so. Es gab durchaus Gründe, die mich dereinst veranlasst hatten, nach natürlichen Heilmethoden Ausschau zu halten.

Ich kenne Krankheit und Schmerz durchaus. Und es gab Zeiten in meinem Leben, da befürchtete ich, dass ich von einer Invalidität nicht mehr weit entfernt sei. Meine Beschwerden bezogen sich auf den Verdauungstrakt, auf rheumatische Beschwerden, auf Migräne und immer wieder erlitt ich schlimme Energieeinbrüche, die mich zeitweise ganz „aus dem Verkehr" zogen.

Heute weiß ich, dass auch seelische Krisenzeiten heftig dazu beigetragen hatten, dass es mir insgesamt schlecht ging und auch Depressionen mir schwer zu schaffen machten. Es wundert dann sicher niemanden, dass ich mir aus Frust auch noch ein „dickes Fell" anfutterte.

Diese dunklen Zeiten in meinem Leben nahmen schon mit Anfang 40 ihren Lauf und ich suchte damals verzweifelt nach Auswegen. Ärzte verschrieben mir Mengen von verschiedenen Medikamenten. Meine Gesundheit brachten sie mir nicht zurück. Also begann ich damit, mich selber kundig zu machen.

Denn Eines hatte ich nach langer Leidenszeit endlich begriffen: Ich selbst war es, die etwas tun musste. Ich konnte nicht auf Hilfe von außen hoffen, wollte ich mein Leben und meine Gesundheit in den Griff bekommen

Es waren diverse kleine Maßnahmen, die mich wieder gesundmachten
Ich plante meine Gesundung wie eine Kur und „zwang mich erst einmal" zu vielem, was mir eigentlich nicht so lag. Aber ich wollte unbedingt wieder „unter den Lebenden" sein. Mir war also klar, so konnte es nicht weitergehen. Schließlich war ich noch so jung und mindestens ein halbes Leben lag noch vor mir.
Also setzte ich mich hin und erstellte einen MASTERPLAN in eigener Sache, den ich gedachte, konsequent einzuhalten.
Inzwischen bin ich nicht mehr so streng zu mir selbst. Aber meine anfängliche Disziplin (eher ein Akt der Verzweiflung) hat sich gelohnt.

Die Ernährung
Das war der erste Schritt. Radikal stellte ich sie nach der *Trennkost* um. Auf meinem Speiseplan standen nun viel Obst, Gemüse, Salat und gute Öle. Meine Migräne löste sich dadurch unerwarteterweise in Nichts auf. Im Laufe der Zeit verabschiedete ich mich auch vom Fleischessen und ich begann, viel *Wasser zu trinken*, denn das war mir nun klar geworden: alle Körpersysteme brauchen Wasser für ihre Funktionen.

Das Japanische Heilströmen
Während eines Heilpraktikerstudiums lernte ich diese energetische Heilmethode kennen. Seither „ströme" ich mich jeden Tag. Da ich das beim Fernsehen praktiziere, benötigt diese Anwendung keine zusätzliche Zeit. Dafür lege ich die Fingerspitzen auf bestimmte Energiepunkte des Körpers und helfe ihm gezielt, *Heilenergie* zu aktivieren.

Die Homöopathie
Ein Heilpraktiker half mit seinen winzigen Kügelchen (Globoli), diverse chronische Beschwerden zu überwinden. Noch heute begleitet mich diese sanfte Medizin.

Ein wenig Sport
Einige Jahre machte ich tagtäglich 20 Minuten lang Wirbelsäulengymnastik. Ich verlor vollkommen die qualvollen Rückenschmerzen und wurde auch sonst wieder beweglich.

Joga

Übungen aus dem Hatha-*Yoga* gaben mir Flexibilität des Körpers zurück. Erstaunlich fand ich, dass man in so fortgeschrittenem Alter von über 40 Jahren, als absolut unsportlicher Mensch tatsächlich noch so gelenkig werden kann.

Akkupunktur

Ein Jahr lang ließ ich mir 2 x monatlich von einer Ärztin Akkupunkturnadeln setzen. Diese Maßnahme reaktivierte meine verlorenen *Energien* und half gegen Burnout.

Fitnesscenter

Ich besuchte nun 2 x wöchentlich ein Fitnesscenter, um dem Knochenabbau vorzubeugen, meine Knochen und *Muskeln* zu stärken. Zu meinem Erstaunen kurbelte das auch die Bildung von *Glückshormonen* an, was sich auf meine Stimmung auswirkte.

Jogging

Also ich und Joggen. Aber ich konnte mich tatsächlich damals dazu überwinden. Beginnend mit nur 500 Metern, joggte ich dann jeden Morgen die kurze Strecke von 1,3 km. Das war mein *Muntermacher*-Ritual.

Meridian-Energie-Techniken

Ja, das *Merdianklopfen* gehört auch längst zu meinem Energie- und Seelenprogramm. Ich habe erfahren dürfen, wie leichtfüßig man durchs Leben gehen kann, wenn durch das Beklopfen von Meridian-Punkten Ängste, Sorgen und Befürchtungen aufgelöst werden können und aus dem Alltag verschwinden.

Edelsteine und Halbedelsteine

Nein, eine Steinheilkundige bin ich nicht, aber ich habe mich von der Wirkung der Edelsteine überzeugen können. Seither befinden sich in meiner Wohnung Rosenquarze gegen *Schlaflosigkeit* und zur *Stärkung des Herzens*, sowie gegen Strahlen von Elektrogeräten. Oder ich trage sie bei Bedarf auf der Haut. Ihre Schwingungen bringen meinen Körper und meine Seele in Harmonie (nach der heiligen Hildegard von Bingen).

Kräutertees

Eigentlich bin ich keine Teetrinkerin, aber heute trinke ich (noch immer nicht begeistert) bei Bedarf würzige *Kräutertees*. Diese helfen bei Bronchitis, Grippe, unterstützen alle Organe und haben sogar Wirkungen auf die Seele.

„Ich war mit 60 Jahren doppelt so energievoll wie 20 Jahre zuvor. Was sollte mich daran hindern, mich in 20 Jahren doppelt so gut zu fühlen wie heute. Und nun, mit nahezu 80 Jahren fühle ich mich einfach großartig, auch wenn ich nicht mehr ganz so flink unterwegs bin, wie dereinst!"

Ingrid Schlieske

Sie fragen, welchen dieser diversen Maßnahmen ich meine heutige gute Befindlichkeit verdanke? Ich bin ehrlich genug zu sagen, dass ich das nicht genau weiß.
Im Laufe der Zeit haben sich dann die wichtigsten Maßnahmen, von denen ich noch bis heute einige beibehalten habe, herauskristallisiert.

Der wichtigste Schritt war ganz gewiss der Entschluss, Krankheit und Siechtum nicht zu akzeptieren, sondern den Kampf dagegen aufzunehmen.

Ich selbst bin ja nicht das einzige Beispiel dafür. Jeder Erfahrungsbericht meiner Klienten und Leser/innen zeigt, dass es durchaus möglich ist, in ein resigniertes und mit Beschwerden überschattetes Leben wieder Glanz, Freude und Vitalität zu bringen.

Gesundheit erfordert zu viel Aufwand?

Ich war selbst erschrocken, als ich die Aufzählung der vielen Anwendungen sah, die ich für Sie aufgelistet habe.
Dabei widme ich inzwischen meiner Gesundheit nicht bemerkenswert viel Zeit. Dennoch: Ein bisschen Mühe muss schon sein!

Aber – und das möchte ich betonen: wir müssen hier keineswegs übertreiben. Es geht in erster Linie um Kontinuität, nicht um den gewaltigen Einsatz. Mühe – das soll in unserem

Fall bedeuten, dass wir unsere Gesundheit nicht aus den Augen verlieren und die Maßnahmen dafür fest in den Alltag installieren wollen, selbst wenn es nur jeweils wenige Minuten sind.

Um ganz ehrlich zu sein, so aufwändig wie vor einigen Jahren noch ist mein „Instandhaltungsprogramm" heute längst nicht mehr.
Ich lasse es jetzt gemütlicher angehen. Und das reicht in meinem Alter, schließlich habe ich gute Vorarbeit geleistet.

Es ist doch absurd, welche Prioritäten wir in Bezug auf Zeit-Investitionen hierzulande setzen. Sie müssen es sich bitte a n s e h e n, welchen selbstverständlichen Aufwand wir betreiben:

- ➤ Da wird die Wohnung täglich aufgeräumt und gereinigt. Von Zeit zu Zeit ist ein Hausputz angesagt, bei dem in allen Ecken, Schränken und Schubladen gründlich gewischt und gescheuert wird.
- ➤ Nur frisch gewaschene Kleidung kommt auf unsere Haut. Wäsche wird mit besten Produkten in teuren Maschinen behandelt. Die Schuhe erfahren ähnlich sorgfältige Pflege.
- ➤ Unserem Auto gilt besondere Aufmerksamkeit. Nur bestes Öl und passendes Benzin treibt den Motor an. Natürlich wird der Pkw fachmännisch gewartet und regelmäßig gewaschen, poliert und gewachst.
- ➤ Nicht weniger hingebungsvoll kümmert man sich um die Körperpflege. Duftende Seifen, Schaumbäder, Shampoos, Körperlotionen, Cremes und Wässerchen bevölkern das Bad.

Einen solchen Aufwand betreiben wir tatsächlich für die Pflege von „totem Material"!

Was aber tun wir für unsere Organe, für das Blut, die Knochen und Gelenke und für unsere Gehirnleistung? Wie pflegen wir unsere Zellen, die kleinsten Bausteine des Körpers? Von ihrer Gesunderhaltung aber hängt es ab, welche Qualität unser Leben hat.

Die Mühe lohnt

Meinen Lesern, die da glauben, dass eine oder wenige Anwendungen die endgültige Heilung bringen, möchte ich an meinem eigenen Beispiel erklären:

„Ich fühle mich, seit ich bewusst an meiner Gesundheit arbeite, von Tag zu Tag, von Monat zu Monat und von Jahr zu Jahr besser."

Ja klar, ich habe auch oft und oft erlebt, dass eine Maßnahme den sofortigen Erfolg brachte. Das war immer überraschend und sehr erfreulich. Aber rechnen kann man damit nicht.

Wenn beispielsweise Grippe droht oder ich hüsteln muss, ströme ich mich sogleich, trinke Kräutertees und schmeiße ein paar Globolis ein.

Habe ich irgendwo Schmerzen, frage ich mich, was ich eventuell falsch gemacht haben könnte in Bezug auf Ernährung oder destruktivem Denken. Ich überlege dann auch, was ich trainieren kann und welche Mittel aus der Natur mir noch zur Verfügung stehen.

So kann ich meistens im Vorfeld schon Beschwerden begegnen, bevor sie zu ernsthaften Erkrankungen werden können.

Auf chronische Erkrankungen, die bei mir (leider) latent vorhanden bleiben, wirke ich kurmäßig ein, indem ich ströme, **M.E.T.** anwende, Tee trinke, Schüssler Salze und homöopathische Mittel nehme u. s. w..

Auf diese Weise kann ich auch mit meinen Schwachpunkten gut leben.

Aber auch der allergrößte Fleiß kann nicht garantieren, dass Sie nicht gelegentlich doch einen gesundheitlichen Einbruch erleben und dann ist durchaus auch mal die Schulmedizin gefragt.

Ernsthafte Erkrankungen werden weniger heftig ausfallen und schneller wieder abklingen, wenn Ihr Immunsystem entsprechend gestärkt ist, wenn Sie Ihre Organe gut funktionieren und Sie stabile Knochen und Gelenke haben und wenn Ihre Muskeln stark sind.

Jedoch – eine oder wenige Anwendungen, nur gelegentlich ausgeführt, bringen den dauerhaften Erfolg in der Regel nicht.

Mit der Gesundheit ist es wie mit einem Sparprogramm: wer Euro für Euro zusammenträgt, kann irgendwann stolz ein Vermögen zählen und abheben von dem Konto, wann immer es erforderlich ist.

Wer also ständig an seiner Gesundheit arbeitet, kann in der Regel mit einem vitaleren Leben und einem deutlich gesünderem Alter rechnen!

Gesundheit ist Fleiß!
Es gibt wohl kaum eine bessere Investition als die, täglich ein wenig Energie darauf zu verwenden. Und das in schönster Regelmäßigkeit.

Der Erfolg bleibt garantiert nicht aus!

„Was Hänschen nicht lernt, kann Hans leicht nachholen"

Jawohl! Es ist völlig unabhängig vom Alter, ob es möglich ist, sich völlig neue Sachgebiete zu erobern. Wichtig alleine ist, wie sehr man das will und dass man sich nicht beirren lässt, wenn das nicht auf Anhieb gelingt.

Also gar so leicht ist es nicht, da will ich nicht schwindeln, aber es ist auch kein Hexenwerk, wenn es gilt, wie an meinem Beispiel, die Internetwelt zu erobern, auch wenn es auf der Strecke dahin öfter so schien ...

Immer schon ist es meine Devise gewesen, dass ich alles lernen kann, was mir wirklich am Herzen liegt. Wenn andere das können und ich habe gefunden, dass sie nicht wirklich klüger sind als ich und auch nicht schöner (nee, Scherz), dann muss es für mich auch möglich sein, mich da einzuarbeiten.

Und dann bin ich auch zäh. Ich lass mich vom ersten und zweiten Misserfolg nicht beeindrucken. Und auch bei wiederholten Malen nicht. Dann mache ich es eben nochmal und nochmal, bis es mir geläufig ist. Auch wenn ich auf der Strecke gelegentlich verzweifele.

Meistens gelingt es mir dann aber doch. Und auch in Sachen PC und Internet ist es mir so gegangen, wenngleich mir die Technik, innerhalb der unsere Jugend so virtuos hantiert schon ein wenig wesensfremd ist und es wohl auch bleiben will.

Aber ich mochte nicht im vorigen Jahrhundert stecken bleiben, und ich hatte mir eindringlich vorgenommen, alles zu lernen, was der Durchschnitts-Jugendliche heutzutage so federleicht und locker beherrscht. Aber damit hatte ich mich ganz schön weit aus dem Fenster gelehnt, wie ich bald feststellen musste. Dennoch – es ist zu schaffen, auch wenn man (ich jedenfalls) diesbezüglich nicht gerade von der schnellsten Truppe ist.

Aber kann man in meinem fortgeschrittenen Alter sich tatsächlich noch auf so dünnes Eis begeben?

Schließlich sind unseren Kindern die Kenntnisse über PC & Co., über Facebook, Twitter und Fotoshop ja geradezu in die Wiege gelegt worden. Jedes Kind kann das schon ...

Aber uns „Alten" sind Begriffe wie Account, URL, Domains, Drucklayout und kompatibel, sowie andere wildfremde Wörter Bezeichnungen wie aus fernen Welten. Sie verursachten bei mir z. B. regelrecht Kurzschlüsse im Gehirn.

Aber ich ließ nicht nach in meinen Bemühungen, auch mir ein Terrain zu sichern, das mir bis dahin verschlossen war. Auch wenn ich manchmal, unterwegs dorthin, ganz schön enttäuscht von mir war.

Heute spiele ich zwar noch immer nicht virtuos auf dieser Klaviatur, aber ich bin jetzt in der Lage, meine eigenen Bücher komplett selber fertig zu stellen, selbst auf dem PC zu schreiben, Korrektur zu lesen (manchmal gar nicht so einfach und oft etwas unzulänglich – sorry liebe Leser) und sogar Fotos zu montieren und Grafiken zu platzieren.
Ich hatte es schließlich satt, einfach nicht mitzukommen, wenn es um PC-Fragen ging. Mit Mühe und Not war ich vorher in der Lage gewesen, eMails zu versenden und Texte auf meinen Laptop zu klappern und diese zu speichern. Manche waren dann gelegentlich einfach entschwunden und ich fand sie dann selten wieder.
Dann langsam (quälend langsam) begann ich, Zusammenhänge zu verstehen und hilfreiche Systeme zu nutzen.
Einige notwendige Formatierungskenntnisse kamen hinzu. Ich war dann schon superstolz, wenn es mir gelang, Fragen ins Internet zu stellen und per Google eine Antwort zu erhalten.

Aber ich brauchte mehr Wissen. Schließlich sollte es zu meiner Zukunft gehören, Bücher zu schreiben, diese in die richtige Form zu bringen und schließlich auch (selber) ins Netz zu stellen. Aber mit diesem Wissensstand, der eher ein Mangelstand war? Und mir war es immer peinlich, irgendwen zu fragen und mir zeigen zu lassen, was anscheinend jedermann längst wusste. Jeder, offensichtlich außer mir.

Also wollte ich es richtigmachen und ganz von vorne beginnen. Ich meldete mich zu einem PC-Grundkurs bei der Volkshochschule in Berlin Friedrichshain an, meinem heutigen Wohnbezirk.
Bange fragte ich mich, ob ich einer solchen intensiven Lehrwoche überhaupt gewachsen

sein könnte. Unterricht von 8.30 Uhr bis 16.00 Uhr. Dazwischen nur kurze Pausen. Sicherlich war ich nach so einem anstrengenden Tag völlig platt.

Und würde ich überhaupt mitkommen? Wäre ich in meinem Alter nicht die absolute Außenseiterin? Würde ich mit meiner Auffassungsgabe, die man nicht gerade als flink bezeichnen kann, nicht den ganzen Verein aufhalten? Schließlich war der Kursus als Bildungsurlaub deklariert, um Berufseinsteigern behilflich zu sein oder ihnen eine Weiterbildung zu ermöglichen.

Todesmutig hatte ich kein Seniorenseminar gebucht, denn dort waren die Kenntnisse, die ich zu erwerben trachtete, ja nicht aufgelistet. Also musste ich mich trauen. Aber ich war schon in großer Sorge, mich gehörig zu blamieren. Und dann kam alles doch ganz anders. Ich war von den 9 Teilnehmern tatsächlich mit Abstand die allerälteste. Alle Anwesenden hätten vom Alter her leicht meine Kinder oder sogar Enkelkinder sein können. Aber in diesem Kursus bekam ich tatsächlich mein Selbstbewusstsein zurück.

Hatte ich mich in der Vergangenheit bei meinen Mitarbeitern oder auch meinen Kindern kaum gewagt, Fragen zu PC- oder Internet zu stellen, weil ich die leicht genervten Antworten fürchtete, durfte ich nun feststellen, dass es mir so schwer nicht fiel, den Ausführungen der Dozentin zu folgen. Ich brauchte keine Hemmungen zu haben, ihr (möglicherweise dämliche) Fragen zu stellen. An dieser Stelle möchte ich ihr dafür noch einmal meinen besonderen Dank aussprechen.

Ich gehörte im Kursus auch ganz und garnicht zu den Nachzüglern. Meine beiden Sitznachbarn, junge Männer um die 30 beantworteten mir allerdings unverdrossen die Fragen, die ich nicht gleich nachvollziehen konnte. Aber ebenso oft war ich es, der ihnen auf die Sprünge helfen konnte, wenn bei den praktischen Übungen das Gelernte umgesetzt werden sollte. In der Mittagspause hatte ich Gelegenheit, mit anderen TeilnehmerInnen zu sprechen und begriff, dass ich keineswegs weniger aufnahmefähig oder lernfähig war, als die viel jüngeren Mitschüler. Besonders das Formatieren und das Herstellen von fantasievollen Tabellen hatten es mir angetan.

Und der lange Tag, vor dem ich mich so gefürchtet hatte? Ach, der war kein Thema mehr. Der Lernstoff war derart interessant für mich gewesen, dass Müdigkeit gar nicht erst aufkam. Da kam mir wohl jeweils auch ein ordentlicher Adrenalin-Schub zur Hilfe.

Ich kam mir vor wie der Eroberer von neuen Welten, wie sie sich ja auch tatsächlich für mich erschlossen. Ich war richtig, richtig glücklich über die Erkenntnis, dass Alter wirklich keine Hürde ist, wenn man zu neuen Ufern aufbrechen will.

Nur – bei dem nächsten Seminar wollte ich ganz vorne sitzen, um alles besser sehen zu können, denn meine Äugelchen sind nicht mehr so recht auf Schärfe eingestellt, obwohl ich problemlos ohne Brille lese und arbeite. Ja, und ich mag es kaum zugeben, die Ohren sind auch nicht mehr die besten. Bei manchen Frequenzen schalten sie etwas auf Sparflamme, sodass ich auf deutliches Sprechen angewiesen bin. Aber man kann sich auf seine Defizite ja einstellen, nicht wahr? Dafür drängle ich mich also demnächst in die erste Reihe.

Im vollen Bewusstsein meiner neuen Kenntnisse wollte ich nun gleich zur Tat schreiten und mein erstes Buch, dessen Text ich schon vorher erstellt hatte, in Form bringen und (selbst) bei BoD, hochladen.
Aber oh je! Zu meinem Schrecken musste ich feststellen, dass mein eigener Laptop nur über das **Libre Office-System** verfügte und nicht **Word**, wie das System mit dem ich trainiert worden war.

Nun hieß es also noch einmal umzudenken. Ich verfüge heute über WORD und bin jetzt in der Lage, meine Bücher tatsächlich völlig alleine zu erstellen, in PDF umzuwandeln und zu meinem Verlag BOOKS on Demand per Internet zu übermitteln. Hach!!!

Und ich lerne täglich dazu. Nun bin ich ja gleich 80 Jahre. Das ignoriere ich geflissentlich. Ich erwähne es nur, um damit ein wenig zu kokettieren (!) und andere, auch nicht mehr so ganz junge Leutchen zu ermutigen, sich einfach zu trauen.
Das Wagnis lohnt sich, um damit Träume, Pläne, heimliche Projekte zu verwirklichen. Das dazu nötige Wissen lässt sich erobern.

Manchmal ist das durchaus ein wenig mühsam. Aber das ist es für junge Menschen auch.
Also los!

Die Säfte müssen fließen – die Elektrizität in unserem Körper auch

Wir „modernen Menschen" können das Privileg genießen, energetische Heilweisen, die ja uraltes Traditionswissen sind, zu nutzen.

„Alles fließt!" Dieser Ausspruch wurde von dem Philosophen Heraklit schon etwa 500 Jahre vor Chr. gemacht.

Die heutige Wissenschaft fußt auf genau dieser Erkenntnis. Alles Lebendige muss immer im Fluss sein, will man Gesundheit auf allen Ebenen erreichen und bewahren.

Es wird so viel davon gesprochen, dass medizinische Behandlungen den Menschen in seiner Ganzheit sehen müssen.

Aber nur, wenn man Körper, Geist und Seele wirklich als *eine Funktionseinheit* betrachtet, ist es möglich, dauerhaftes *Heil-sein* zu erreichen. Jedwede Therapie kann nur dann nachhaltige Erfolge verzeichnen, wenn diese Zusammenhänge und Abhängigkeiten berücksichtigt sind und miteinbezogen werden in alle Maßnahmen, die genutzt werden sollen, um Gesundung zu erreichen.

Genau das wusste schon meine Großmutter und die war eine einfache Frau vom Land, 1886 geboren. Noch immer versetzt es mich in Erstaunen, wieviel Traditionswissen meine Oma und die meisten von unseren Altvorderen hatten.

Da wusste man nichts von Doppelblindstudien, von Biochemie nichts und von Psychologie auch nichts. Aber der Zusammenhang zwischen Körper und Seele, der war jedermann geläufig.

Unsere moderne Wissenschaft verkündet nun stolz als neueste Erkenntnisse, was unsere Vorväter und Vormütter immer schon wussten.

Seelische Probleme verursachen körperliche Probleme. Und diese lassen sich nur dann nachhaltig heilen, wenn ihre seelischen Ursachen ebenfalls behandelt werden.

So sind es ganz und gar keine neuen Erkenntnisse, wenn es heißt:

- ➢ Das ist mir auf den *Magen* geschlagen - bei Sorgen, Problemen
- ➢ Das geht mir an die *Nieren* - bei emotionalen Erschütterungen
- ➢ Da kommt mir gleich die *Galle* hoch - bei Wut
- ➢ Da ist mir eine Laus über die *Leber* gelaufen - bei Ärger oder schlechter Laune
- ➢ Da schwillt mir der *Hals* - bei ohnmächtiger Wut oder Enttäuschung
- ➢ Der ist *hartnäckig* - wer sich nicht von seinem Ziel abbringen lässt
- ➢ Das war *herzergreifend* - bei anrührenden Geschehnissen

Das sind Beispiele, die wohl jeder kennt. Aber auch andere Zusammenhänge sind uns ebenfalls geläufig:

Man weiß einfach, dass die Schultern schmerzen können, wenn man „viel zu tragen hat", dass die es oftmals zu Halsentzündungen kommt, wenn man „man etwas nicht schlucken kann", dass Bronchitis oftmals mit dem Gefühl der Ohnmacht, zumeist im familiären Bereich zu tun hat.

Dass Husten oftmals einhergeht mit dem Bedürfnis, bestimmten Leuten „etwas zu husten". Dass Blasenprobleme nicht selten etwas mit dem „Bedürfnis zur Entlastung" zu tun hat. Dass Verdauungsprobleme mit „unverdauten Problemen" zusammenhängen können. Ellenbogenschmerzen gehen oft einher mit der Notwendigkeit, sich durchzusetzen, die „Ellenbogen einzusetzen". Gelenkbeschwerden fordern auf, auch die „geistige Beweglichkeit" herzustellen. Entzündungen weisen darauf hin, dass man sich oft „an etwas entzündet", statt gelassen zu reagieren.

Solche Aufzählung kann man unendlich lang fortsetzen. Meine kleine Liste soll vor Augen führen, dass bei jeder Behandlung eines gesundheitlichen Problems <u>ein wirklich nachhaltiger Erfolg</u> nur dann zu erzielen ist, wenn der ganze Mensch betrachtet und behandelt wird.

Und dafür müssen die Säfte fließen, wie meine Großmutter das als wichtigste Voraussetzung für Gesundheit betrachtete. Aber nicht nur die Säfte in einem lebendigen Körper müssen zügig fließen können. Genauso wichtig für die Vitalität und die Gesundheit eines Menschen ist, dass die *Heilenergie* von denen die Meridianverläufe durchströmt sind, sich ebenfalls im Fluss befinden. Die Meridiane ziehen sich unter der Oberfläche des Körpers entlang. Wenn diese Heilenergie durchbrochen oder gestört ist, kann Heilung nur schwer erfolgen. Paracelsus, der berühmte Arzt (1493-1541) nannte unser inneres Heilsystem, unser Reparatursystem, den INNEREN HEILER.

Da der Mensch über eine schwach elektrische Natur verfügt, kann mit *Meridian-Energie-Techniken* hier wirkungsvoll stimulierenden Einfluss genommen werden. Dafür stelle ich zwei meiner Bücher vor, die für die Selbstanwendung hilfreich sein können:

Japanisches Heilströmen PRAXISBUCH (AMAZON)

Man kann das Heilen von körperlichen Beschwerden und seelischen Wunden in die eigenen Hände nehmen? Diese geniale *Selbsthilfemethode* kann zu jeder Zeit und an jedem Ort angewandt werden. Oft sind es solche einfachen Mittel, die jene Blockaden lösen können, die Heilung verhindern. Nutzen Sie die Kraft Ihrer Fingerspitzen, denn die hat man immer dabei. Und finden Sie heraus, wie so einfache Griffe, die man im Alltag oder therapeutisch anwendet, so erstaunlich erfolgreich sein können. Bedienen Sie sich der Instrumente, die Ihnen von der Natur geschenkt sind, um Ihr Wohlergehen zu unterstützen. *Und das täglich!*

MERIDIANKLOPFEN – Raus mit der Angst aus Ihrem Leben (AMAZON)

Kleine und große Ängste überschatten oft den Lebensweg! In diesem Ratgeberbuch erläutere ich, wie einfach es oft ist, Alltagsängste, Ärger, Enttäuschungen oder auch Aggressionen aufzulösen. Wir haben mehr Möglichkeiten, unser Seelenleben ins Gleichgewicht zu bringen, als wir oftmals ahnen. Es lebt sich einfach leichter, wenn man sich nicht von negativen Gedanken unterkriegen lässt und unselige Glaubenssätze, die aus uralten Erfahrungen oder Erziehung herrühren, loslassen kann. Der Schicksalsweg lässt sich ohne solche Bürden leichtfüßiger gehen und jeder kann selbst täglich mit dieser einfachen Methode Einfluss nehmen auf seelisches Wohlbefinden und die Möglichkeit, sich *ohne seelischen Ballast* weiterzuentwickeln.

Wer hätte gedacht, dass Augenrollen (in alle Richtungen), nicht nur die Sehfähigkeit trainiert, sondern auch dabei helfen kann, Lasten von der Seele zu nehmen.

Ich wüsste keinen Grund, weshalb man sich einer solchen Hilfestellung nicht bedienen sollte und weshalb man emotionale Belastungen aushalten muss, wenn sie auf so einfache Weise, (öfter am Tage) in Minutenschnelle, günstig beeinflusst werden können.

Mit Hilfe der **REM-Technik** gelingt es leichter, sich oft binnen weniger „Augenblicke" emotional und mental zu entspannen, Stress und Belastungen zu reduzieren, alltägliche Ängste zu überwinden und Kummer, Sorgen zu bewältigen sowie unsere Motivation und Leistung zu steigern. Ganz nebenbei wirkt sich das auch noch stärkend auf die Sehfähigkeit aus.

Wir sind Tag für Tag einer gewaltigen Flut von Eindrücken ausgesetzt, die unser Gehirn verarbeiten muss. Diese Verarbeitung der Sinneseindrücke geschieht besonders in den Nachtstunden, während des Schlafes. Und dann verstärkt während der sogenannten REMPhase, dem **Rapid Eye Movement**. Dazu bedient sich der Körper einer Technik, die offenbar diese Verarbeitungsphase unterstützt, nämlich, die der schnellen Augenbewegungen bei geschlossenen Lidern. Diese Schlafphase liegt in den Morgenstunden.

Es hat sich erwiesen, dass es möglich ist, diese Methode, die der Körper anwendet, auch von außen zu stimulieren und damit Verarbeitungsprozesse zu lenken und zu beschleunigen.

Eine israelische Forschergruppe hat anhand von Hirnmessungen nachgewiesen, dass nach einer Anwendung **der Schnellen Augenbewegungen REM** eine erhöhte Gehirnaktivität festgestellt werden konnte, weiterhin ein schnellerer Herzschlag und eine erhöhte Atemfrequenz. Ganz ähnlich sind die Ergebnisse, wenn ein Mensch vor erhöhten Anforderungen steht.

Die günstige Wirkung der „Schnellen Augenbewegungen" ist in der *Traumatherapie* (EMDR; nach *Shapiro*) durch anerkannte Studien belegt. Die Wirkung von „heilenden" Augenbewegungen (zur Krankheitsbehandlung) hingegen ist wissenschaftlich bislang noch nicht eindeutig belegt.

Viele Erfahrungen haben jedoch gezeigt, dass diese Technik sich hervorragend für die *Selbsthilfe* eignet und besonders bei Kindern und bei älteren Menschen gute Unterstützung ihrer kognitiven Fähigkeiten bieten kann.

Das Ziel der Anwendung von *REM-Technik* liegt im schnellen und spürbaren Abbau von Leistungsstress sowie in der Steigerung von Kreativität, Mentalfitness und Konfliktstabilität. Es ist keine medizinische Therapie und behandelt keine Krankheiten.

Mit der REM-Technik wird vielmehr beabsichtigt, durch die Stimulation mittels bestimmter Augenbewegungen, eine <u>Synchronisation der Gehirnhälften</u> zu erreichen. Zudem soll eine innere Reorganisation der Erlebnisverarbeitung verbessert werden.

Dafür können destruktive Glaubenssätze durch neue Glaubenssätze, die förderlich und unterstützend sind, ersetzt werden. Auf diesem Weg kommt man zu positiver Selbstüberzeugung, die mit Hilfe der REM-Technik verankert werden kann.

Die Technik kann dabei helfen, den Glauben an sich und die eigenen Ressourcen wiederaufzubauen.

Sie stabilisiert das Selbstbewusstsein und leitet zur intensiveren Selbstfürsorge an. Somit können möglicherweise auch heilende Wirkungen erzielt werden.

Der Einsatz der REM-Technik kann, bei regelmäßiger Anwendung, zu neurologischen Veränderungen führen und im Gehirn die Bildung <u>neuer Vernetzungen</u> anregen.

Der REM-Schlaf und seine Funktion

Über die Funktion des REM-Schlafs gibt es viele, einander auch widersprechende, Hypothesen. Fakt ist, dass bei Entzug der REM-Phasen während des Schlafes, in den folgenden Nächten eine Rezeptorenrückbildung auftritt, wie bei einem Entzug von Medikamenten.

> ➢ Die meisten der Versuchspersonen zeigen dann ein gesteigertes triebhaftes Verhalten (vermehrtes Hungergefühl, vermehrte sexuelle und aggressive Impulse, Lern- und Konzentrationsschwierigkeiten, Gedächtnisprobleme).
> ➢ Andere tolerieren auch einen langen und fast vollständigen Entzug des REMSchlafes gut.

Viele Versuchspersonen mit REM-Schlaf-Entzug haben gerade bei komplexen und neuen Herausforderungen besondere Schwierigkeiten.

Vermutlich ist der Lernprozess im Allgemeinen eng an den REM-Schlaf gekoppelt. Aufgaben in Bezug auf Triebregulierung, Informationsbearbeitung und Stressbewältigung gehören dazu.

Das Gehirn ist offensichtlich dazu in der Lage, eine effektive Informationsbewältigung während der REM-Schlafphase zu ermöglichen und damit für effizientere Lernprozesse zu sorgen.

Die Anwendung der REM-Technik ist sehr leicht zu erlernen und kann auch von Kindern einfach, nach wenigen Minuten der Unterweisung, angewendet werden.
Für die Einübung der Technik nimmt man anfänglich einen oder zwei Finger zur Hilfe und bewegt diesen in Augenhöhe vor dem eigenen Gesichtsfeld oder vor dem der zu behandelnden Person, in gleichbleibendem Takt von rechts nach links und wieder zurück. Dabei sollen die Augen der Fingerspitze folgen.
Es werden also die Augen wechselseitig zu den Seiten gerollt (oder von oben nach unten, oder diagonal) gerollt, während der Kopf sich nicht mitbewegt. Empfohlen werden etwa 25 Bewegungen nach links und 25 Bewegungen nach rechts. Der Takt wird erst langsam vorgegeben, dann erhöht, wenn die Augen sich an den Rhythmus gewöhnt haben.
Legen Sie zu Beginn der Übung die Formulierungen fest, die zu bearbeiten sind und zählen Sie die Silben vorher, damit Sie die Länge des Behandlungssegmentes festlegen können.

ARBEIT ist wichtig – und lässt das Gehirn wachsen

Das Leben währet 70 Jahr
Und wenn es hoch kommt 80 Jahr
Und wenn es köstlich gewesen ist
Dann ist es Mühe und Arbeit gewesen

Wir wissen heute nicht mehr, wer diesen Vers geprägt hat, der für unsere Vorfahren von allerhöchster Bedeutung war. Obwohl er seltsam altmodisch anmutet, hat er doch seinen tiefen Sinn nicht verloren. Sicherlich ist er vor vielen hundert Jahren entstanden. Anno dazumal galt es als höchstes Glück, überhaupt Arbeit zu haben. Das hat sich seither kräftig gewandelt, denn die heutige Jugend (nicht nur die …) beharrt auf dem Recht, dass Arbeit „Spaß" machen soll. Oft hört man bei vielen Gelegenheiten, auch in den Medien:

"Arbeite um zu leben – lebe nicht, um zu arbeiten!"

Einer solchen Einstellung begegne ich mit ziemlicher Verständnislosigkeit, denn ich war und bin der Auffassung, dass es zwar wichtig ist, einen Beruf zu wählen, der den eigenen Neigungen entspricht. Sicherlich aber wird dieser nur selten mit nicht endendem Spaß ausgefüllt. Spaß ist dabei ohnehin der völlig falsche Begriff. Arbeit kann befriedigen, beglücken, bereichern (und das nicht nur materiell), Freude machen, das Selbstbewusstsein stärken, die Gehirnleistung wachsen lassen, Fertigkeiten einüben und so vielseitig sein, wie man sich das jeweils wünscht. Es ist jedoch schwer vorstellbar, dass ein Chirurg nach 6-stündiger Operation, bei der es um Tod und Leben geht, noch Spaß empfindet. Und ob unsere Kanzlerin ihre schwierigen diplomatischen Missionen immer als spaßig empfindet, darf auch in Frage gestellt werden. Dennoch möchten die meisten Ärzte und auch Politiker beispielsweise sicherlich nicht auf ihre anstrengenden Berufe verzichten. Denn, ohne dass sie das vordergründig überlegen, trifft es doch zu:

Positiver Stress erhält jung. Es geht um Herausforderungen, die im Gehirn neue Nervenverbindungen sprießen lassen können.

Viele Menschen freuen sich auf ihr Rentenalter und möchten sich dann ausruhen vom Berufsstress und nur noch ihren Hobies nachgehen. Ihnen erscheinen Zeiten ohne Pflichten paradiesisch.

Aber Vorsicht! Das Gehirn nimmt es übel, wenn es nicht gefordert wird und schlafft ab. Will heißen, dass hier ein unerwünschter Abbau stattfindet. Um das zu verhindern, sind Arbeit und Lernen wirksame Gegenspieler.

Der bekannte Glücksforscher Mihaly Csikszentmihalyi erklärt sehr anschaulich in seinem Buch DAS GEHEIMNIS DES GLÜCKS, dass wir Menschen nur dann wirklich glücklich sind, wenn wir *in den „flow"* kommen, also einen Zustand des Fließens, den wir besonders dann erreichen, wenn wir dabei sind, eine Aufgabe zu lösen, die größer ist, als wir selbst. Damit ist gemeint, dass wir eine Herausforderung annehmen, die unseren ganzen Einsatz erfordert. Er betont in seinem Buch (das sich übrigens so interessant liest wie ein Krimi), dass es sich dabei sehr wohl um komplizierte Projekte handeln kann, die höchsten geistigen oder körperlichen Einsatz erfordern, genauso aber es auch um einfache Verrichtungen, bei denen wir bewusst unsere Leistungen bis an die die äußerste Grenze steigern, uns praktisch selbst überholen, und mit uns selbst in Wettbewerb treten. Das Interessante eines solchen *„Flow-Zustandes"* ist, dass es genau solche Situationen der äußersten Herausforderungen sind, die das Gehirn wachsen lassen, die eine Gewähr dafür sind, dass sich hier steigern lässt, was sich ansonsten unweigerlich abbaut.

Arbeit, Leistung, die sich steigern lässt und immer wieder neue und interessante Herausforderungen gehören also in ein erfülltes Alter.

So kann jedes Projekt zu einer Trainingsstrecke werden, die Teil des wirkungsvollen Jung-Programmes ist.

Klar, ab einem gewissen Alter kann und soll man es langsamer und ruhiger angehen, dafür klüger. Genau deshalb ist es sehr wichtig, die Lebensphase in den höheren Jahren besonders sinnvoll zu nutzen.

Denn: Geist und Körper wollen mit Arbeit und Denken laufend trainiert, werden, wenn sie bis zum letzten Atemzug „jung funktionieren" sollen.

Wunschträume sind schlummernde Möglichkeiten

Sie tragen grundsätzlich die Tendenz zu ihrer Verwirklichung in sich!

Ich kann mich noch gut an ein Gespräch mit meiner ältesten Tochter erinnern. Ich trug ihr meine neuesten Ideen vor. Dabei schwärmte ich: „Stelle Dir doch mal vor, wie wir das machen. Das ginge dann so und so ..."

Nun muss ich erläutern, dass ich grundsätzlich von Ideen nur so übersprudele. Alle Augenblicke kommen mir dazu Gedanken. Für meine Mitmenschen mag solche Flut von Einfällen so manches Mal ziemlich schwer nachzuvollziehen sein, vielleicht oft sogar bedrohlich, auf jeden Fall aber stressig wirken.
Erst recht für meine eher vernunftbegabt, ältere Tochter. Sie ist besonders realistisch und mag lieber von Fakten, weniger von Träumereien reden. So bremste sie mich auch in meinem Überschwang und sagte leicht genervt: „Nun warte doch erst mal ab. Lass uns darüber reden, wenn es soweit ist."

Dieses Gespräch kommt mir seither öfter in den Sinn. Schließlich war das für mich der Anlass, mir ernsthaft darüber Gedanken zu machen, wie die Reihenfolge denn idealerweise aussehen sollte. Ist es wirklich sinnvoll abzuwarten, was sich so ergibt?
Ich war ganz überrascht von ihrer Reaktion, die für mich Anlass war, mir die Berechtigung für solche unterschiedlich beurteilten Reihenfolgen mal vor Augen zu führen.

Hierbei ist die grundsätzliche Überlegung doch, ob das Ei erst da war oder erst die Henne!?

Die Frage wird wohl nie so ganz geklärt werden können. Mit der Idee ist das schon ganz anders. Es ist einfach Fakt, dass alles Geschehen erstmal mit einem Gedanken, einer Idee eben, beginnt. Die Phantasie konstruiert dann daraus die Wünsche. Aus diesen erwachsen Pläne, die zu Projekten werden.

Wenn wir einen Wunsch haben und in der Lage sind, ihn innig und versehen mit vielen Emotionen und zuversichtlichen Energien zu formulieren, besteht grundsätzlich die Möglichkeit, dass er Realität wird.

Nun ist der Mensch ja grundsätzlich voller Wünsche. Das Ganze heißt zunächst mal Fantasie. Zu ermitteln ist dann, welche davon sich verwirklichen lassen und welche für immer ins Reich der bloßen Träumerei abdriften.

Also müssten sich nach dieser Gesetzmäßigkeit im Prinzip alle Wünsche auch erfüllen lassen!? Ja, davon gehe ich aus. Ein Wunsch wird zur Wirklichkeit, wenn es einem ganz dolle ernst ist mit dem Wünschen.

Was aber ist ein ernsthafter Wunsch? Wie unterscheidet er sich von dem „einfachen, dem belanglosen Wünschen"?

Gemeint sind hier nicht die angedachten, die vielen kleinen Möglichkeiten, die einem so täglich in den Sinn kommen. Denn das „könnte, sollte, müsste, dürfte" bringt grundsätzlich keine nennenswerten Ergebnisse. Hierbei geht es dann nämlich eher um vage „Wünschelchen", denen die feste Absicht für eine reale Umsetzung absolut fehlt.

Ausschlaggebend für die Wunscherfüllung dürfte jedenfalls sein, auf welche Weise ein Wunsch vorgetragen wird.

Die Basis für die Erfüllung ist das exakte Formulieren des Wunsches. Es genügt ganz und gar nicht, eine unklare Vorstellung von dem zu haben, was man gerne hätte. Will ich, dass ein Wunsch sich erfüllt, muss ich erst einmal für mich selbst ganz klar definieren, was genau ich wirklich will.

Das Unterbewusstsein ist der wichtigste Coach für die Wunscherfüllung.

Das Unterbewusstsein ist zu jeder Zeit bereit, die Gedanken „seines Menschen" zu verarbeiten, Geschehnisse zu koordinieren und Träume zu realisieren. Nun denkt das Hirn pausenlos. Ein Meer von Gedanken gilt es zu sortieren. Aus diesem Grund werden auch durchaus konstruktive oder gar geniale Ideen oftmals einfach „abgelegt" und erfahren keine besondere Beachtung, wird ihre Wichtigkeit vom Gehirn nicht richtig eingeschätzt.

Der Wunsch muss als solcher also vom Unterbewusstsein genau in seiner Bedeutung für den Wünschenden erkannt werden.

Wünsche müssen, ganz genau wie auch Befehle, eindrücklich und unmissverständlich formuliert sein. Nur dann können sie wie klare Anweisungen verstanden werden.

Der Wunsch ist nur der Same, der in die Erde gelegt wird

Von einem Baum fallen unzählige Früchte. Welcher davon geht auf, wird wiederum ein Baum? Nur der Same, der unter optimalen Bedingungen gedeihen kann, hat eine Chance, nicht als Futter für Tiere oder als Humus zu enden.

Dafür müssen einige Faktoren zusammenkommen. Er braucht Wasser, Licht, Nährstoffe und eine große Portion Glück, will er wachsen.

Ganz genauso geht es dem Wunsch. Nachdem er deutlich und einfach formuliert wurde, bedarf es der sorgfältigen Energieversorgung, wenn er, wie der Same aufgehen soll.

Dafür gibt es verschiedene Möglichkeiten, die jede für sich äußerst wirkungsvoll sind und bei energischer Anwendung die Wunscherfüllung unterstützen.

So wird der Wunsch-Samen mit Energie versorgt:

- ✓ Jedes innerliche *Wiederholen* des Wunsches verankert seinen Inhalt fester im Unterbewusstsein.
- ✓ Das *Visualisieren* des Wunsches prägt ein genaues Bild auf der Leinwand der Vorstellungskraft.
- ✓ Der Wunsch muss *mit Gefühl* versehen werden, soll er ein „heißer" Wunsch werden.
- ✓ Der feste *Glaube* an die Erfüllung eines Wunsches ist die beste Voraussetzung für das Gelingen. Zweifel boykottieren den Glauben an das Gelingen.

Ein Samen, der laufend <u>mit den genannten „Nährstoffen"</u> versorgt wird, hat beste Chancen, zur prächtigen Blüte zu kommen, also ein erfüllter Wunsch zu werden.

Es ist ganz so wie im „richtigen Leben". Dinge, die man nur erwähnt, werden von den Menschen kaum zur Kenntnis genommen. Vom Unterbewusstsein auch nicht.
Erst wenn man nachdrücklich, möglichst auf unterschiedliche Weise und entsprechend bedeutsam erklärt, wie wichtig ein bestimmtes Anliegen ist, wird es wirklich ernst genommen und somit ausreichend *wahr*genommen. Das eigene Unterbewusstsein reagiert ganz ähnlich.

„Gepflegte" Sorgen werden immer größer
Negativ-Beispiele kennen wir alle zur Genüge. Plagen uns Sorgen oder Ängste, denken wir unaufhörlich darüber nach. Statt kleiner zu werden, wachsen die Probleme sich in unserer Vorstellung immer weiter aus, bis sie uns nahezu erdrücken.

Was passiert da? Die Sorgen werden Tag für Tag mit neuer Energie versorgt und das auf vielfache Weise.

Auch das Unglücklichsein wird unwissentlich mit Energie versorgt
Die pragmatische Lösung in einem solchen Fall wäre doch, die Angelegenheit einmal analytisch durchzudenken.
<u>Erste Auswege könnten installiert werden.</u>
Das ganze Projekt müsste dann vertrauensvoll dem Unterbewusstsein übergeben werden, damit dieses weiter nach guten Möglichkeiten fahndet.
Besonders wichtig aber ist es, nun ausdauernd alle positiven Energien zu sammeln und die Sorgen darin unermüdlich einzuhüllen.
<u>Was aber macht der gebeutelte Mensch?</u>
Er handelt wider sein besseres Wissen. Er pumpt alle ihm zur Verfügung stehenden Ängste pausenlos in die ohnehin belastende Situation und verstärkt damit (unbewusst natürlich) sein Leid.
<u>Er „pflegt" es auf diese Weise.</u>

Es liegt alleine bei jedem von uns, wie wir mit Wünschen oder auch mit Problemen umgehen.

Dabei haben wir die Wahl! Tatsächlich stehen uns ungeheure Energiekräfte zur Verfügung, die nur darauf warten, konstruktiv genutzt zu werden. Oftmals entscheiden wir uns jedoch stattdessen für den destruktiven Weg.

Weshalb entscheiden wir uns eher für die Zweifel? Wir trauen dem Glück nicht. Die Erwartung des Unglücks jedoch ist bereits der erste Schritt zu seiner (negativen) Erfüllung.
Wer bewusst lebt, denkt sorgfältig über sein Energie-Management nach und darüber, wohin die Gedanken-Ströme gelenkt werden sollen.

Glück ist für uns in großer Fülle vorhanden
Glück ist von der Schöpfung eigens für uns Lebewesen gemacht. Und wir finden es überall in den großen und kleinen Regelkreisen, die Leben ausmachen, Mechanismen, deren wir uns bedienen dürfen, damit das Glück zu uns kommt und bleiben kann, stehen massig zur Verfügung. Man muss nur verstehen, sie anzuwenden und festzuhalten.
Die Möglichkeit der Wunscherfüllung gehört, als ein spezielles Geschenk der Natur an uns Menschen, dazu.

Versuchen Sie einmal, sich diese Erkenntnis zunutze zu machen. Es ist übrigens ganz leicht. Wie alles, was als wahr erkannt werden kann.

Haben Sie ihn schon formuliert? Ihren absolut innigen Herzenswunsch? Oder gibt es davon mehrere? Dann wird es aber Zeit …

Machen Sie Ihre wichtigsten Wünsche zu Wunsch-Projekten. Geben Sie das Management dafür vertrauensvoll als „CHEFSACHE" an Ihr Unterbewusstsein weiter und gehen ganz genauso vor, wie Sie es hier nachlesen können - Sie werden überrascht sein ...!

Der Schlüssel zum Glück heißt DANKE

Ein paar kleine Tipps helfen dabei, den Tag zu einem Erfolgsmodell zu machen. Und zwar jeden Tag!

Die Frage, ob man sich glücklich oder unglücklich fühlt, hängt sehr davon ab, ob man sich b e w u s s t macht, wie man gerade seine eigene aktuelle und auch die gesamte Befindlichkeit beurteilt. Ganz viele Menschen verbleiben ausdauernd in einer Situation des Unglücklichseins und flitzen, im Gegensatz dazu, in Windeseile durch alle Situationen, die man bei genauer Betrachtung eigentlich als glückhaft bezeichnen könnte, so als wären sie vor ihr auf der Flucht.

Es scheint beinahe so, als hätte man Angst, im Glücklichsein zu verweilen.

Ganz ähnlich verhält es sich mit Nachrichten, die in den Medien veröffentlicht werden. Bei Schreckensnachrichten und Horrormeldungen gibt es riesige Auflagen oder große Zuschauerzahlen. Die Meldung, dass beispielsweise die Arbeitslosenzahlen unerwartet deutlich sinken ist hingegen kaum eine Schlagzeile wert, wird eher nebensächlich erwähnt. Besonders in den jetzigen Krisenzeiten, in denen es vielen Leuten in wirtschaftlicher Hinsicht nicht ganz so toll geht, wird bevorzugt geklagt. Dabei gelingen auch in den sorgenvollsten Lebensphasen Erfolge. Die aber treten meistens weit zurück hinter einer negativen Stimmung, die dann alles zu überlagern scheint.

Aber Vorsicht mit den negativen Äußerungen und Gefühlen – unser Unterbewusstsein glaubt es uns, wenn wir alles so schrecklich finden.

Und das ist fatal, weil wir uns darauf verlassen können, dass wir von diesem Unterbewusstsein immer Unterstützung erhalten - und zwar in unserem gesamten Denken und Fühlen und Wünschen und in Bezug auf alle Pläne, die wir haben. Leider aber eben auch, wenn wir ausdauernd sorgenvolle Erwartungen formulieren.
Unser Unterbewusstsein steht in engem Zusammenhang mit unserem Heilsystem, auch

mit der Seelenlage, mit Zuversicht, mit Unternehmungslust und Ideenreichtum. Und es liegt in der Tat weitgehend an uns selbst, wo wir Unterstützung erfahren, oder wo wir uns selbst blockieren und geplantes Vorwärtsgehen (gänzlich unbewusst) demontieren.

Es sind ja nicht immer nur die äußeren Umstände, die schuldig sind an einer Lebensphase, die nicht so verläuft, wie wir es wünschen. Oft sind Geschehnisse auch *Re*-Aktionen auf Denken und Handeln.

Aber – auf alle Fälle liegt es ganz alleine an uns selbst, wie wir mit dem Schicksal und auch mit Schicksalseinbrüchen umgehen können und ob wir uns von ihnen niederknüppeln lassen oder ob wir sie besiegen.

Um den Schicksalsweg leichtfüßig gehen zu können und sich von Schicksalseinbrüchen nicht unterkriegen zu lassen, ist es wichtig, allen Herausforderungen mit Optimismus zu begegnen.

> *Wer in jeder Lebenslage optimistisch bleibt, den kann nichts umwerfen, der kommt auch mit den schwierigsten Situationen zurecht. Mit Optimismus ist ein <u>glückliches Leben g a r a n t i e r t.</u> Denn ein lohnendes Leben ist auch in Krisenzeiten möglich.*

Wie aber ist dieser Schatz zu heben? Wie kann es gelingen, eine allzeit optimistische Betrachtungsweise jeder Situation und eine optimistische Lebenseinstellung zu erobern?

Yin und Yang weisen den Weg

Betrachten wir dazu einmal die asiatische Lebensphilosophie von Yin und Yang:
Yin steht für das weibliche Prinzip, *Yang* für das männliche.

Yin wirkt harmonierend, bewahrend, kühlend, Yang dagegen explosiv, heißblütig, aber schöpferisch, kreativ.

Nur dann, wenn diese beiden Prinzipien vollkommen ausgeglichen sind, wenn sie in perfekter Harmonie zueinanderstehen, können Heilung von Körper, Geist und Seele ungehindert vonstattengehen, blühen die Geschäfte, gelingen die Pläne und Projekte. Auch beim Bewältigen des Schicksals geht es genau darum. ***Das ist der Trick!***

Problemen müssen heitere Gedanken entgegengesetzt werden, um sie zu neutralisieren. Auch dann, wenn es schwerfällt. Das ist wichtiges Prinzip.

Lassen wir so viele Sorgen und negative Gedanken in unser Leben, dass sie alle unsere Gedanken einnehmen, dass sie den Alltag ausfüllen und wir alles nur noch in hellschwarz und dunkelschwarz wahrnehmen, dann ist es sehr schwer, wieder eine Lebensleichtigkeit zu erlangen. Dabei ist es eine Frage des regelmäßigen Trainings, den Sorgen, den schweren Gedanken und sogar den Notzeiten, ein heiteres Herz entgegen zu setzen.

Auch hier geht es also um Ausgleich, genauso, wie beim Yin und Yang.

Wir sind ungerech t...
 Wenn wir der Überzeugung sind, immer nur hilflose Opfer zu sein, dass uns nur noch Unrecht geschieht, uns absolut nichts gelingt, ein Schicksalsschlag nach dem anderen uns ereilt und Sonne nicht in Sicht ist - geschieht es uns ganz genauso. Solche Sicht der Dinge ist tatsächlich in erster Linie eine Frage der Wahrnehmung.
Dabei ereignen sich auch an trübe empfundenen Tagen, an jedem Tag, unzählige Dinge, die es wert sind, dafür DANKE zu sagen. Das sind dann Glückspunkte des Tages, die es zu sammeln gilt. Wer ganz bewusst wahrzunehmen bereit ist, welches kleine und größere Glück ihm Tag für Tag zuteilwird, relativiert seine Sorgen und nimmt ihnen damit ihre Macht. Und genau hierin findet sich das Geheimnis von Glücksgefühlen.

Es gilt, bewusst frohe Gedanken zu installieren. Und diese müssen so reichlich ausfallen, dass sie düstere Gedanken nicht nur ausgleichen, sondern weit hinter sich lassen können. Sie wirken übrigens auch dann, wenn man ihren Inhalt nicht gleich mit Überzeugung nachvollziehen kann.

Nun fragen sich viele Leser sicherlich, wie sich „so schlaue Ratschläge" auch verwirklichen lassen, wenn eine Familie in wirkliche Not gerät, wenn Arbeitslosigkeit droht, wenn das Haus versteigert werden soll, wenn ein Angehöriger krank wird, wenn man tief traurig ist oder wenn man unter Mobbing leidet.

Doch, erst recht in Notzeiten ist es wichtig, ein heiteres Herz zu bewahren und Kraft zu sammeln, damit eine solche Zeit einen nicht überholt, man es sogar schafft, Lösungen zu finden, um liebe Menschen zu unterstützen.

Der Schlüssel für glückliche Momente, ja für ein glückliches Leben ist, sich bewusst zu machen, welche wunderbaren Geschehnisse der Tag auch dann bereit hält, wenn wir es (vorübergehend) nicht sehen können. Und von diesen guten Momenten gibt es eben dennoch unzählige, wenn man bereit ist, sie wahr zu nehmen. Das Wort DANKE hilft dabei ungemein. Wir sind leider eher geneigt, es für selbstverständlich zu halten, wenn uns Gutes wiederfährt und erwähnen es nicht großartig. Eigentlich nehmen wir es meistens nicht einmal wirklich zur Kenntnis.

Worauf das Unterbewusstsein hört
Alle Botschaften an unser Unterbewusstsein sind umso wirkungsvoller, je mehr sie mit Gefühl versehen sind. Worte, mit Inbrunst und aus voller Überzeugung gesprochen, erreichen ihr Ziel leichter, als einfach nur daher gesprochene Formulierungen.
Und - werden Sie nicht müde, sich täglich auch für die gleichen Dinge und Geschehnisse zu bedanken, die Ihnen besonders am Herzen liegen.
Denn: ständige Wiederholung gibt Programm!

Ich mache Ihnen nachfolgend ein paar Vorschläge, wie Sie mit DANKE solche Ereignisse künftig sorgfältiger registrieren und aussprechen können. Sie werden erstaunt sein, wie viele es sind und es werden unzählige, wenn Sie darüber nachdenken.
Ich versichere Ihnen, dass Sie es damit schaffen, den negativen Aspekten in Ihrem Leben die Stirn zu bieten. Probieren Sie es aus:

- ✓ Danke für diese Nacht, in der ich so gut geschlafen habe
- ✓ Danke dafür, dass dieser gute Schlaf meine Gesundheit repariert
- ✓ Danke, dass ich jetzt die Energie habe, den Tag fröhlich und aktiv zu beginnen
- ✓ Danke, dass ich heute Morgen leckeres Obst essen kann, mein duftender Kaffee mich verwöhnt

- ✓ Danke, dass ich gleich in der frischen Luft zu meinem Auto laufen kann
- ✓ Danke, dass ich so nette Kollegen habe
- ✓ Danke dass ich einen sicheren Arbeitsplatz habe
- ✓ Danke, dass ich in der Mittagspause in der Sonne sitzen kann
- ✓ Danke, dass ich heute die Probleme von mehreren Kunden lösen konnte
- ✓ Danke, dass ich mich mit abends mit Freunden verabreden kann
- ✓ Danke, dass ich meinen „inneren Schweinehund" überwinden konnte für etwas Sport
- ✓ Danke, dass ich mich mit meiner Schwester wieder vertragen habe
- ✓ Danke, dass meine Blumen auf dem Balkon so gut gedeihen
- ✓ Danke, dass ich eine so interessante Fernsehsendung sehen konnte
- ✓ Danke, dass ich mit meiner Bank eine bessere Vereinbarung treffen konnte
- ✓ Danke, dass ich mich mit dem Finanzamt einigen konnte
- ✓ Danke, dass ich die Missverständnisse mit meinem Partner ausräumen konnte
- ✓ Danke, dass ich meine Krankheit überwinden konnte
- ✓ Danke, dass ich die wunderschönen Vögel beobachten durfte
- ✓ Danke, dass ich bisher für alle Probleme eine Lösung finden konnte
- ✓ Danke, dass ich mich jetzt so gut fühle
- ✓ Danke, dass ich so nette Menschen kenne
- ✓ Danke, dass ich auch in Notzeiten immer einen Ausweg gefunden habe
- ✓ Danke dafür, dass die Sonne heute scheint
- ✓ Danke, dass eine Fremde mich so herzlich angelächelt hat
- ✓ Danke dafür, dass ich das Computerprogramm verstanden habe
- ✓ Danke für das schöne Essen heute Mittag

Merken Sie was? Diese Liste lässt sich nämlich ***unendlich*** fortsetzen.

Beginnt man einmal mit einer Aufzählung, wofür man sich bedanken kann, findet man gar kein Ende.

Machen Sie es sich zur PFLICHT, sich jeden Tag für alles einfach alles zu bedanken. Und scheuen Sie sich nicht, sich auch für das zu bedanken, was Sie sich wünschen und was sich noch nicht erfüllt hat, so als hätte es sich bereits erfüllt. Beispiele:

- o Danke, dass ich einen guten Beruf habe o Danke, dass ich gut verdiene
- o Danke, dass ich eine schöne Wohnung habe
- o Danke, dass ich mein Haus gut verkaufen kann
- o Danke dass ich nette Freunde gewinnen kann
- o Danke, dass meine Mutter wieder ganz gesund wird
- o Danke, dass sich meine Sorge wegen … als unberechtigt herausgestellt hat

Versehen Sie solche Danksagungen mit der genauen bildlichen Vorstellung der erfüllten Situation und so starken Emotionen, wie Sie diese aufbringen können.

Ein Dankeschön sollte immer mit einem guten und ehrlichen Gefühl versehen sein. Was zunächst vielleicht mit etwas Skepsis und Ungläubigkeit formuliert wird, ist schnell eine liebe Gewohnheit, die jeden Tag bewusst macht, dass die guten Erfahrungen tatsächlich überwiegen. Sie werden erstaunt sein, was da so alles zusammenkommt.

Man kann sich bedanken für ein schönes Essen, den Duft von Blumen, für Wind und Regen, für ein erholsames Bad, für das Beisammensein mit lieben Menschen, für Gesundheit, klares Denken, dass man satt wird, ein Dach über dem Kopf hat, einen Regenschirm bei Unwetter, dafür dass man überhaupt leben darf, dass man ohne Schmerzen ist, das der Schmerz aufgehört hat, und und und ....

Bedanken Sie sich, wo Sie gehen und stehen, wann und wo es Ihnen einfällt. Sie werden spüren, wie Ihr Leben eine andere, eine bessere, eine intensivere Qualität erhält! Probieren Sie es. DANKE wird Ihr Schicksal viel schöner machen. Versprochen!

Sie fragen, ob ich meine „Weisheiten" für mich selbst anwende?

Ja klar, ich profitiere sehr von dem Wissen, das mir teils zufällig in den Schoß fiel, das ich mir erarbeitet habe und das nun zu meinem Erfahrungsschatzgehört.

Auch ich neigte gelegentlich dazu, mich immer mal wieder unterkriegen zu lassen, von Befürchtungen und manchmal auch von Traurigkeit, oder auch von Trägheit.

Das *Japanische Heilströmen* und auch *Meridianklopfen* haben mir sehr dabei geholfen, heute eine größere Gelassenheit zu leben und wahrzunehmen, was mein Leben bereichert.

Das **BSFF - B**e **S**et **F**ree **F**ast ist heute mein bevorzugtes Instrument zum Danken und mein Rahmen, um mein DANKE nicht mehr zu versäumen.

Das DANKEN hat einen festen Platz in meinem Alltag bekommen. Dies völlig unabhängig von den aktuellen Geschehnissen.

Sich zu bedanken macht einfach glücklich und das Glück wird einem (wieder) bewusst.

Auch Ihnen stehen viele Instrumente zur Verfügung, die Sie zu jeder Zeit nutzen können

Sichern Sie sich dafür *meine Geschenke*, die ich von Zeit zu Zeit anfertige und meinen Lesern (natürlich) kostenlos zur Verfügung stelle.
Dazu gehören *Crashkurse in Japanischem Heilströmen* und auch
Meridianklopfen, sowie *anderen Anwendungen*, die ebenfalls der visuellen Erläuterung bedürfen.
Ich sehe in solchen Videos eine Ergänzung zu meinen Darstellungen in den Ratgeber-büchern, damit jeder Leser gleich s e h e n kann, was genau gemeint ist, wenn Anwen-dungen beschrieben werden oder bildlich präsentiert sind.
Mir liegt daran, dass jeder Interessent, jede Interessentin sogleich loslegen kann mit allen den Heilanwendungen, mit denen die eigene Gesundheit, die eigene Energie unterstützt werden kann.
Schauen Sie also bitte öfter man nach, was gerade wieder für Sie bereitsteht und was ich jeweils aktuell für Sie verfügbar mache. Laden sich kostenlos herunter, was Sie interessiert:
www.ingrid-Schlieske-downloads.de

Notiz-Tabelle aus der JUNG-Apotheke

In der folgenden Tabelle habe ich noch einmal aufgelistet, was täglich auf die **To-Do-Liste** gehört.

Und wenn man genau hinsieht ist leicht festzustellen, dass einige dieser „schlauen Empfehlungen", die ich hier zur Erinnerung noch einmal in Stichpunkten festgehalten habe, gar nicht sonderlich viel Zeit brauchen, wenn man sie in den persönlichen Tagesablauf einbauen will.

Die meisten der Punkte gehören doch ohnehin schon in Ihre tägliche Routine. Die Krux ist künftig eigentlich nur, dass man sie, ohne dass sich großartig zu verbiegen, ein wenig abgewandelt, <u>den Jung-Rezepten anpassen</u> kann.

> *Kleine Maßnahmen – große Wirkung! Lassen Sie sich einfach mal eine Weile darauf ein und gucken, was passiert. Und das wird viel mehr sein, als Sie jetzt erst einmal ahnen.*

Jung-werden und jung-bleiben soll so einfach sein? Ja, das ist es in der Tat!

Aber wenn das wirklich nicht komplizierter ist, mit der Jungbrunnen-Angelegenheit, macht die Industrie überflüssigerweise ein solches Tam Tam um derart simple Anwen-dungen. Sowas nennt man dann Geschäftssinn. Die Wahrheit ist, die einfachen Mittel kann JEDERMANN sie sogleich anwenden und das ohne finanziellen oder zeitlichen.

Tja, die Natur hat so ihre kleinen und großen Tricks! Und wir dürfen sie anwenden, wenn wir sie denn erkennen. Aber das dürfte uns künftig gar nicht schwer fallen, nicht wahr?

Viel Spaß also beim Jung-sein. Und übertreiben Sie nicht …

Gymnastik	Keine Lust auf Sport	Miniübungen I: Muskeln und Gelenke	Buch: „Keine Lust auf Sport"
		Miniübungen II: Kraft und Flexibilität	Buch: „Keine Lust auf Sport"
		5-Tibeter: Rücken und Hormonstatus	Buch:„Keine Lust auf Sport"

		Rasches Gehen, Strecken, Gleichgewicht	Buch: „Keine Lust auf Sport"
		Isometrie: Muskeltraining	
		Fuß-Gymnastik	Buch: „Keine Lust auf Sport"
Augentraining	Gymnastik	Augen-Rollen nach allen Seiten,, Wechseln von Nähe und Ferne Auch EMDR	
	Schüsslersalze	Waterlo-Kur gegen Grauen Star	
	Heilströmen		PRAXIS-Buch
Beckenboden	Prävention	Gegen Inkontinenz,, stimuliert Hormonausschüttung, mehr Lebensfreude, Energie, stärkt Libido	
Signale	Jung-Signal	Schnelles Gehen: Der Mensch ist jung	Video YouTube
	Heilströmen	Mittelstrom	Video YouTube
	BSFF	Kommunikation mit dem Unterbewusstsein, Meditation, Lebenshilfe, schlafen	Video YouTube
		Fremde anlächeln: Energie	
	Meridianklopfen	Blockaden lösen	Video YouTube
Gehirn	Projekte	Gehirn nicht brach liegen lassen	Buch Meridianklopfen
		Erfolg ist stärkste Stimulanz überhaupt, generieren, nicht bloß erledigen	Buch REDEN

		Es ist der Geist, der sich den Körper schafft	
Essen	Soja	Kostbare Eiweiße, Nährstoffe, Phytohormone,	Rezepte in meinen Büchern
	Schokolade	Antioxydanz, und belebend	
	Trauben	Entzündungshemmend, Krebsvorsorge	
	Ginkgo	Gehirndurchblutung	
	Wasser	Alle Systeme versorgen, entgiften	
	Gute Öle	Ungesättigte Fettsäuren in Salate und Gemüse	
	Wenig Tierisches	Säurebildner und negative Energie (schlachten)	
	Zucker	Energieräuber, chron. müde	
	Getreide	Lmitieren, Säurebildner	
	Dinnercancelling	Regeneration während Schlaf	
	Brainfood	Ist Jungfutter für Gehirn	B:: Gesunde Er-nähr. f. Kinder
Zwischen-menschliches	Kritik unterlassen	Ist immer destruktiv, schwächende Energie	
	Ich ärgere mich!	Wieso, wenn niemand anders Dich ärgert …	Meridianklopfen anwenden
	Nachsicht üben	Tut gut, die Anderen zu verstehen	Meridianklopfen
	Liebevolle Energie	Den oder die Anderen in lichtvolle Energie hüllen	BSFF anwenden
	Danke sagen	Diese tägliche Übung hilft dabei, *wahr*-zu nehmen	Thymusklopfen

In eigener Sache

Insgesamt habe ich einschließlich der E-Books, schon 25 Bücher geschrieben. Die meisten beziehen sich auf alternatives Heilen und auf Ernährung. Darunter sind auch 3 Bestseller, von denen auch zwei Ausgaben als Rowohlt-Taschenbücher erhältlich sind. Insgesamt haben bereits eine dreiviertel Million Leser meine Bücher gefunden.

Meine letzten 11 Bücher habe ich als SELFPUBLISHER herausgegeben, und werde das auch in Zukunft so halten. Das heißt, ich mache a l l e s alleine: Entwurf für Cover, Fotos, Formatieren der Texte und das Vermarkten. Man möge mir also bitte gelegentliche, kleine Fehlerchen, die mir (leider mal) unterlaufen, nachsehen. Jedenfalls habe ich viel lernen müssen in Bezug auf die gestalterischen Elemente. Immer frei nach dem Motto: „was Hänschen nicht lernt, lernt Hans mit großer Begeisterung!" Es ist also keineswegs eine Alterfrage, wenn man zu Neuen Ufern aufbrechen möchte.

Holen Sie sich bitte auch meine Geschenke ab: <u>Videos CRASHKURSE für Japanischem Heilströmen, Merdianklopfen u.a.</u> <u>www.ingrid-schlieske-download.de</u>.
Hier nun meine neuesten WERKE (bei AMAZON), mit denen ich Sie gerne beraten will:

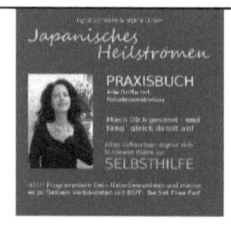	Japanisches Heilströmen **PRAXISBUCH** Selbsthilfemethode auch ohne Vorkenntnisse gleich anwendbar	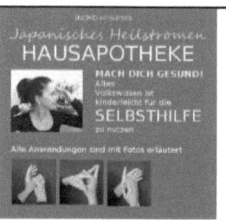	Japanisches Heilströmen **HAUSAPO-THEKE** Es empfiehlt sich, diesen Ratgeber immer bei der Hand zu haben
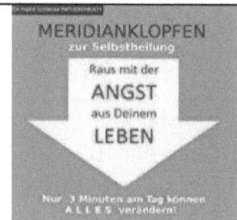	**Meridianklopfen** Hilft dabei emotionale Blockaden aufzulösen, die Heilung entgegen stehen	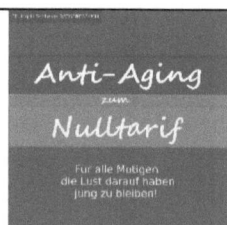	**ANTI-AGING** Es gibt ihn den berühmten Jungbrunnen und er steht uns kostenlos zur Verfügung

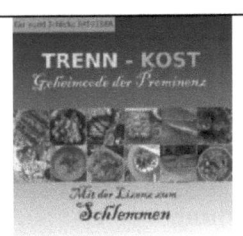	**TRENN-KOST** Diese geniale Ernährungsweise als Geheimcode der Prominenz, steht Jedermann zur Verfügung	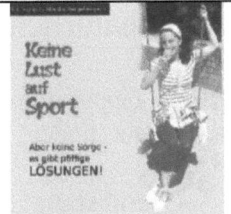	**Keine Lust auf Sport?** Autorin Ingrid Schlieske verrät Tricks, um dennoch Bewegung ins Leben zu bringen.
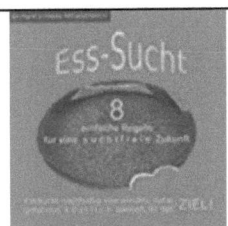	**EssSucht ist kein unüberwindbares Schicksal.** Autorin Ingrid Schlieske zeigt leckere und vergnügliche Wege	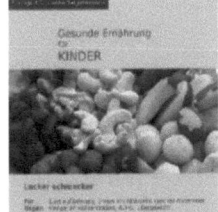	**Gesunde Ernährung für Kinder** Diese Empfehlungen sind aber auch ideal für die Ernährung der ganzen Familie
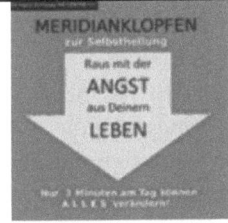	**Meridianklopfen** Diese Selbsthilfemethode hilft dabei, emotionale Blockaden aufzulösen, die Heilungen auf allen Ebenen behindern	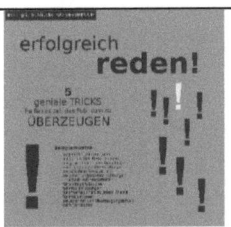	**Erfolgreich reden!** Bei absolut jeder Gelegenheit kommt es darauf an, zu richtiger Zeit die richtigen Worte zu finden
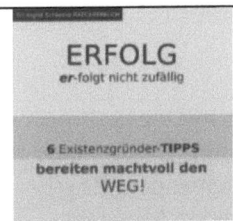	**Erfolg – erfolgt nicht zufällig**, er will klug geplant sein. Dafür müssen Erfolgsverhinderer erkannt und vermieden werden.	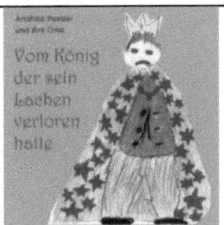	**Vom König, der sein Lachen verloren hat** – und wie man verlorenes Lachen wieder-finden kann, können Kinder und große Kinder erfahren

Basis-Hausapotheke mit natürlichen Substanzen

Ich habe Ihnen ein paar kleine Tipps aufgelistet, von denen ich weiß, dass sie bei Alltags-wehwehchen wirksamen Einsatz finden, oder aber im „Ernstfall" Erste Hilfe leisten können.

Beschwerden	Substanz	Anwendung
Unfall, Sturz, Schlag, Stoß, wenn etwas auf den Fuß gefallen ist u.a.m.	Arnica Globuli C30	Sofort 5 Globuli unter Zunge zergehen lassen, an den 2-3 Folgetagen auch
Hustenanfall	Guter Bio-Honig, nicht erhitzt (Enzyme)	Teelöffelweise im Mund zergehen lassen
Bronchitis im Anfangsstadium	Meerrettich, gerieben, notfalls aus dem Fertigglas	Auf Brustregion auftragen, mit Folie abdecken, wär-men, nach 10 Minuten abwaschen, dann das Glei-che am Rücken (Wärme)
Husten und Bronchitis	Thymian- und Spitzwegerich-Tee Honig in lauwarmen Tee	Laufend in kleinen Schlucken den Tag über, ggf. mit Honig trinken
Beginnende Grippe, Erkältungen, Blasen	Arconitum Globuli C30 Und Dulcamara Globuli C30	Jeweils 5 Globuli unter der Zunge zergehen lassen, auch an den 2 Folgetagen
Allergie, Heuschnupfen	Japanisches Heilströmen, Energiepunkt 19a	Kostenloses Lehr-Video www.ingrid-schlieske-downloads.de
Schreck, Panik bei Unfall oder schlimmen Nachrichten	Meridianklopfen auf Mittelfingerkuppe	Klopfen mit einem Finger der anderen Fingerkuppe in gleichbleibendem Rhyth-mus, wenige Minuten